骨质疏松
早防慢补快治

［德］莱纳·巴特尔（Reiner Bartl）◎著

杨轶群◎译

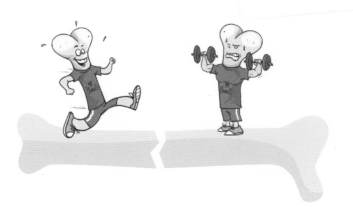

天津出版传媒集团

天津科学技术出版社

著作权合同登记号　图字：02-2022-269

Power für die Knochen - Osteoporose vorbeugen, diagnostizieren, behandeln-Übungsteil von Johanna Fellner by Reiner Bartl © 2021 by Südwest Verlag a division of Penguin Random House Verlagsgruppe GmbH, München, Germany.

图书在版编目（CIP）数据

骨质疏松早防慢补快治 / (德) 莱纳·巴特尔著；杨铁群译. -- 天津：天津科学技术出版社, 2023.1
　　ISBN 978-7-5742-0708-0

　　Ⅰ.①骨… Ⅱ.①莱… ②杨… Ⅲ.①骨质疏松 – 防治 Ⅳ.①R681

中国版本图书馆CIP数据核字(2022)第224238号

骨质疏松早防慢补快治
GUZHISHUSONG ZAOFANG MANBU KUAIZHI

责任编辑：张建锋
出　　版：天津出版传媒集团
　　　　　天津科学技术出版社
地　　址：天津市西康路35号
邮　　编：300051
电　　话：（022）23332372
网　　址：www.tjkjcbs.com.cn
发　　行：新华书店经销
印　　刷：北京盛通印刷股份有限公司

开本880×1230 1/32 印张7 字数108 000
2023年1月第1版第1次印刷
定价：56.00元

推荐序

几年前，我写过一篇有关骨质疏松症的科普文章，题目是《骨骼银行的理财分析》，文中将一个人的骨量比喻为银行里的财富。我知道每个人的骨量变化趋势是相似的，唯一不同的是，每个人的营养摄入和运动量不同，可能导致骨量变化趋势有所差异。我们能做的是30岁以前通过补充营养、运动、保证睡眠等多种"挣钱"方式增加"骨骼银行"的存款。30岁人生财富达到顶峰，之后尽量通过饮食、运动、健康的生活方式、抗骨质疏松药物等多种理财方式降低"骨骼银行"里的存款的贬值速度，并尽量避免出现外伤、疾病、药物等导致骨质快速丢失的情况。

作为骨科医生和科普工作者，我希望通过这个比喻引起大众对于骨质疏松症的认识和重视。骨质疏松症与其他很多疾病最大的不同之处就在于它没有明显的临床症状，一旦出现治愈难度很大，到我们骨科就诊的患者很多都是由于骨质疏松症导致的骨头疼痛、驼背、脆性骨折等严重问题，而一旦出现这些问题，再治疗往往为时已晚，并且疗效不佳。

那么，作为普通老百姓该怎么预防骨质疏松症呢？

首先，检测骨量。一般在 35 岁之后就需要定期到专业机构检测骨量，如果骨量出现减少的情况，那么就需要找专业医生评估，制定相应的预防和治疗对策。

其次，改变不良生活方式，停止抽烟、喝酒，适量饮用咖啡和茶。这些健康生活方式的建立，能够对骨质疏松的预防起到润物细无声的作用。

第三，合理饮食。在饮食方面最关键的一点就是要营养均衡，持之以恒。不要心血来潮就买一堆钙片，恨不得一天内将其吃完，想迅速将自己骨骼缺失的钙补回来；更不要三天打鱼、两天晒网，因为补钙是一个细水长流的过程，只有长期坚持合理饮食，才有良好效果。

第四，加强锻炼。锻炼有利于增强骨骼的韧性，对预防骨质疏松症有一定的好处。但是，运动的过程一定要量力而行，不能超负荷地运动。另外，运动一定要讲究方法。如果运动方法不正确，甚至出现运动损伤，反而对骨骼健康不利。

第五，保持愉悦。在很多人心目中，骨质疏松症仿佛像癌症一般，无药可救。于是，一些骨质疏松症患者便整天闷闷不乐，郁郁寡欢，最终病情越来越严重。其实，如果骨质疏松症早期被发现，早点被干预，再加上药物治疗，就能避免骨质疏松性骨折等严重问题的发生，甚至有治愈的可能。

当然，预防和治疗骨质疏松症的方法有很多。《骨质疏松早防慢补快治》是一本德文科普图书的译本，其中既有对骨质疏松专业知识的通俗诠释，又有针对骨质疏松的饮食和运动方案给出的详细建议，完全可以现学现用。作为骨科医生，我读完以后也觉得颇为受益。

如果您的年龄已经超过 35 岁，那么我建议您读读这本书，以便防患于未然，做好自己"骨骼银行"的理财专员。

——孙浩林（北京大学第一医院骨科主任医师、副教授、博士生导师）

前 言

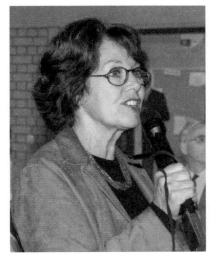

◆ 玛丽安娜·科赫博士

骨质疏松，主要是指骨量下降和骨的微细结构被破坏，使得骨头的脆性增加，轻微创伤或者无外伤的情况下也会发生骨折。简言之，骨质疏松就是骨强度下降，骨头易折断。这是一种非常严重的疾病，高发人群主要以老年人为主，通常伴有剧烈的疼痛、身体虚弱等症状，甚至会导致身体功能丧失，患者的生活质量会直线下降。近些年，骨质疏松越来越多地出现在年轻群体之中。这种疾病虽然普遍存在，但如果能够尽早发现、及时治疗，完全治愈也是有可能的。

最关键的一点就是——骨质疏松是可以预防的。

　　这本书的作者莱纳·巴特尔教授既是我的恩师又是我的好朋友，他是慕尼黑骨质疏松诊疗中心的负责人，也是骨骼健康领域的知名专家。他了解骨质疏松患者的痛苦，懂得预防的方法，可以说，骨质疏松方面的问题在他这里都可以找到答案。

　　我认为这本书的亮点有两方面：一方面，在于作者描绘人体骨骼的方式——骨骼是人体终生的"建筑工地"，成千上万的细胞不断分解骨骼，形成新的骨细胞，并用钙质保持骨骼的强壮；另一方面，这本书告诉我们可以通过健康的饮食习惯和长期的体育锻炼，保证骨骼重建的过程顺利进行。

　　这本书最吸引我的地方——巴特尔教授在书中提到了他的病人和读者，包括那些患有骨密度过低和可能已经遭受脊柱或髋部骨折的患者，他以同伴的身份鼓励他们与自己并肩作战。这种乐观的精神和对病人的专注力让我敬佩。作者丰富而专业的医疗知识使这本书在医学图书中独树一帜。此外，书中介绍了适合每个年龄段的锻炼方案、提升骨骼健康的食谱，并为患者提供了一些真诚的建议。

　　这本书将为您开启一次神秘探索之旅，带您探寻这个由细胞和骨骼结构组成的迷人世界。您问这是一次探险吗？当然！

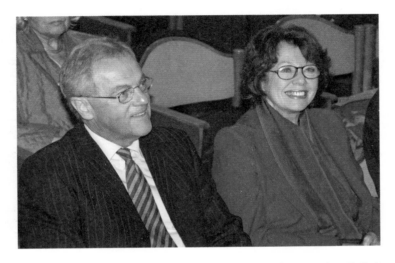

◆ 玛丽安娜·科赫博士和莱纳·巴特尔教授，在"2008年世界骨质疏松日"合影，摄于慕尼黑大学大礼堂

接下来，让我们共同开启这次长途探险之旅吧！

致以我最美好的祝愿！

——玛丽安娜·科赫博士

自　序

守护您的行动能力是我最大的职责

我们的骨骼——至关重要的"隐藏者"

　　人体的骨骼是我们结缔组织中的一个高度专业化的部分，它由 200 余块骨构成。它们的形状与功能各不相同，且彼此相互适应，共同参与了人体各部分复杂的协同合作。与骨骼相比，皮肤、牙齿、头发是看得见摸得着的，往往被人们视作判定是否美丽、年轻、充满活力的标准，甚至成为判断能否吸引异性的标志。从化妆品行业到整容行业，整个美容业都以女性为首要目标客户，声称只要使用昂贵的产品（如胶原蛋白、玻尿酸）并进行整形手术，就能拥有光滑紧致的肌肤、丰满的胸部、高挑的身材、浓密的秀发、长长的睫毛、洁白而健康的牙齿。不仅是女性，不少男性也常常会被商家的某

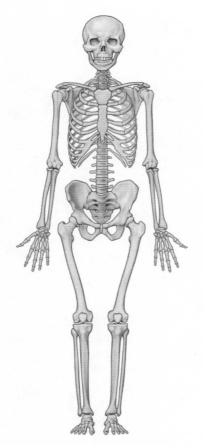

◆ 骨骼是人体建筑学的杰作，是我们行动能力的保障，是血液系统和免疫系统的家园。组成人体骨骼的近220块骨中，每一块都有特殊形状，并在不断更新以更加适应人体。人体骨骼总重约10kg，占人体总重的15%。在人的一生中，骨组织大约会进行3~4次完全更新

些承诺所吸引，加强运动锻炼，塑造完美外形，提升吸引异性的能力。

与之相反，骨骼隐藏在身体深处。我们虽然能感受到骨骼的存在，却忽视了它对人体的作用，甚至觉得它发挥作用是理所当然的。事实上，我们的身高、步态、运动，特别是体态都与骨骼健康息息相关。例如，脊柱凸起造成的身体畸形，往往就是多处椎骨骨折导致的后果。此外，髋部骨折也会对我们的健康造成极大的损害。如果骨折或者骨痛夺走了我们的行动能力，影响我们的生活质量，那么，漂亮的皮肤、乌黑的

头发、洁白的牙齿等外在的美丽又有什么意义呢？我们只有更多地关注自己的骨骼健康，才能拥有更加强健的骨骼、更加稳健的行动能力，这才是健康的意义所在。

骨质疏松——一个"沉默的小偷"

骨质疏松，也被称作骨质流失，是当今除糖尿病、高血压和心肌梗死之外的另一大全球性健康问题，是一种真正的"大众疾病"。骨质疏松患者的骨密度往往会降低，并伴有骨折现象。其中，女性受到这种疾病困扰的可能性更大，患病人数约占骨质疏松总人数的80%；同时，男性的患病率也正在不断上升。骨质疏松没有早期症状，只有在第一次发生骨折时才会被诊断出来——可以说，骨质疏松是一个"沉默的小偷"。它悄无声息地出现，潜伏多年，直到最轻微的创伤，甚至在无外伤的情况下引发骨折时才会浮出水面。骨折则会引发慢性疼痛，使患者身体变形，性格易怒、抑郁，严重者失去行动能力，最终被社会孤立。

那么，年轻人是否想到自己在不久的将来会患上这样一种疾病呢？很多人认为不会，他们认为骨质疏松只会困扰那些年长的女性。"我为什么会得骨质疏松呢？我从来没有过骨头方面的问题。"其实，这就是症结所在。骨质疏松往往始发于孩童时期。年轻时的骨量是我们十分宝贵的"资产"，需要我们在人生各个阶段进行妥善管理。

一种治疗费用昂贵的常见疾病

据估计，在全世界范围内，骨质疏松每年导致约 200 万例骨折发生。如果将德国每例骨质疏松手术和康复的费用预估为10000~25000 欧元，那么这项费用每年需要约 50 亿欧元，可见这种疾病给社会带来的巨大损失。许多受骨质疏松困扰的患者最后都会走向失能。而且，骨质疏松导致的骨折还会对生命健康造成威胁——近 25% 骨折的老年患者会在骨折后一年内离开这个世界。

及时治疗，才能完全治愈

近年来，现代诊疗方法和新型药物使骨质疏松症进入了公众视野，为人们带来了新的希望。现在，我们可以：

- 更好地了解骨骼重建的情况；

- 掌握测量骨密度的有效方法；

- 识别骨质疏松的风险因素；

- 制订预防骨质疏松的早期措施；

- 采用有效的新型药物；

- 制定诊断和治疗的一般性医疗准则。

现在，骨质疏松的诊断主要通过在患者的腰椎和髋部使用一种简单、实惠、标准化且辐射极低的检测方法来实现（即双能 X 射线吸收法）。此外，询问病史和体检也可以对病情诊断予以补充。脊柱的 X 光片、CT（计算机断层扫描术）检查、核磁共振成像，以及血液检测都对了解骨质疏松有一定的帮助。患者出现药物治疗指征时，就可以立即开始每年一次的输液治疗或每半年一次的皮下注射。现如今，骨质疏松已经成为一种可以治愈的疾病。

积极对抗骨质疏松

预防和战胜骨质疏松应从以下两个方面出发：

一方面，社会层面。社会必须在女性绝经前，最好是在青少年时期就建立"骨量"测量档案。当然，体育活动、健康的生活方式、饮食中含钙质情况都决定着骨骼的健康。

另一方面，卫生体系。卫生体系必须尽早辨别有骨质疏松风险的人群，让他们参与早期的预防性筛查。与治疗骨质疏松的巨大后续费用相比，这个方法要实惠得多。鉴于德国社会老龄化人口不断增加，这也成为当今健康领域亟待完成的任务之一。

让我们信心倍增的是随着新型药物的引入，我们可以阻止骨质疏松患者和风险人群的增多，提高他们的骨量，降低骨折风险。现如今，只要未发生严重的、无法修复的骨骼损伤和严重的骨折，骨质疏松都可以治愈。如果肌肉缺乏运动、结缔组织乏力、椎体骨折等，得不到很好的治疗，那么，在几年后将会导致身体出现畸形，甚至会引发脊柱后凸，也就是我们常说的驼背。这种骨骼畸形不仅影响美观，更重要的是会产生健康问题，尤其是会严重影响患者的呼吸和肺部的气体交换。

我们的方案绝不会给骨质疏松任何可乘之机。我们需要做的是增强运动、健康饮食、保持规律的生活方式、合理使用药物，以及保持愉悦的心情！

　　骨质疏松并非一定会引发健康问题！要想真正治愈或更好地预防这种疾病，就必须立即开始并坚持锻炼自己的肌肉和骨骼。让我们以在护理皮肤、牙齿、头发等美容方面所做的努力作为参考，更多地关注自己的肌肉和骨骼健康。毕竟，强健的肌肉和骨骼同样是我们美丽的重要组成部分。

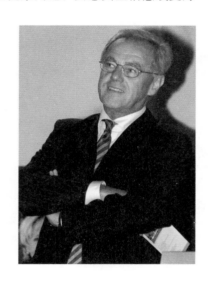

——您的老朋友

莱纳·巴特尔

目 录
CONTENTS

第三章

识别和消除风险因素

第四章

骨质疏松的诊断——骨密度测量

第五章

十条强健骨骼的建议

第六章

食谱：健康骨骼吃出来！

第七章

和约翰娜·费尔纳一起锻炼

第八章

先治患者再治病

第九章

治疗骨质疏松的药物

第十章

骨折：没有理由感到绝望

第十一章

骨质疏松的特殊形式

附录

骨质疏松的正确管理

第一章

骨骼，我们行动能力的保障

　　骨骼除支撑、运动和保护作用外，还有一项基本任务——它是人体最大的矿物质宝库。它储存了人体 99% 的钙元素、85% 的磷酸盐和 60% 的镁元素。心脏跳动以及神经功能、血液凝固与酶的活性等功能的正常发挥，都取决于血液中精确的钙元素含量。如果血液中的钙含量下降，人体就会启动调节机制，溶解骨骼中的钙质，将其补给到血液中。这样一来，每天将有超过 400mg 的钙元素从骨骼中溶解，一年下来将溶解骨骼中 20% 的钙质。因此，为实现骨量平衡，人体的骨骼重建机制不断生成新的骨细胞，填补骨溶解造成的骨质流失。这意味着，骨骼会在一生中进行 3~4 次更新。如果骨量平衡多年来没有得到保持，人体就会缺钙，最终导致骨密度下降，骨骼变脆、多孔，出现骨质疏松症。

　　骨组织与骨髓（造血系统）的联系比我们想象的要密切得多。它们拥有共同的骨膜、前驱细胞（干细胞）和高度专业化的血管系统；骨髓还具有免疫功能，负责监视骨骼各项功能的运行。

1. 骨骼是人体的建筑学杰作

骨骼有两个重要的特性：承载力和弹性。例如，髋部可以承载超过 250kg 的重量（也就是 1/4t 的重量），它还必须能够承受人体在跳跃或滑雪等强烈运动、快速击打，以及扭曲的情况下的承载力和弹性，否则就会导致骨折。其实，骨骼的这两种特性归功于骨骼中特殊的混合材料，就像建筑学中预应力混凝土结构的基本原理，也就是所谓的"双组分"。骨骼由一种弹性骨质材料（胶原分子）组成。胶原分子排列为层状结构，嵌入了钙和磷酸盐晶体，相当于预应力混凝土结构中的混凝土。各种微量元素和巨型分子（糖胺聚糖）像胶水一样将胶原分子与矿物质晶体连接起来。胶原分子赋予了骨骼弹性，矿物质晶体赋予了骨骼强度与硬度，才使得骨骼在巨大外力作用下不会

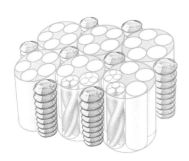

◆ 图 1-1 骨组织的显微结构：平行排列的胶原分子（蓝色），中间嵌入磷酸盐晶体（红色）。胶原分子负责骨骼的韧性和弹性，间隙中的矿物质晶体负责骨骼的硬度、耐压强度和刚性

出现骨折。当然，骨骼成分的混合结构十分复杂，涉及许多的矿物质，如维生素、激素和酶等。直到今天，虽然科技发展迅速，医疗条件逐步改善，但我们依然只能了解骨骼成分混合结构中的部分，而非全部。

密质骨

我们无法从外部观察到人体骨骼的精妙构造，只能通过 X 光图像来辨别。有些骨骼是空心的，像一条长管，比如股骨和肱骨。这种类型的骨组织因其外部紧密的皮质，也被称为"密质骨"或"皮质骨"。现代建造电视塔等建筑常常会用到这种结构原理——空心管的韧性比实心柱要大得多。

密质骨　　　　　　　　　　　　　　松质骨

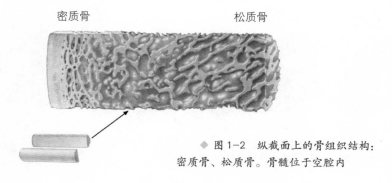

◆ 图 1-2　纵截面上的骨组织结构：
密质骨、松质骨。骨髓位于空腔内

松质骨

在椎体、骨盆、跟骨和股骨颈部，我们发现了另一种结构。这些骨骼不是空心的，而是像一块由坚硬外壳包裹着的海绵。这种结构在起重机和桥梁建造中十分常见，即利用内部的金属桁架分担主梁上的荷载。乍一看，这些骨小梁（骨

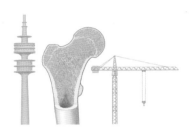

◆ 图1-3 股骨的两种结构确保了它的最大承载力，类似电视塔的管状结构和起重机的桁架结构

小梁是密质骨在松质骨内的延伸部分，在骨髓腔中呈不规则的立体网状结构，起支持造血组织的作用）似乎杂乱无序，但仔细观察后我们就会发现它们的精妙之处——所有骨小梁都按照压力和张力的方向规律排列。骨小梁的连接密度越大，骨的承载力就越高。

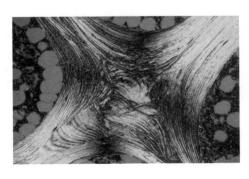

◆ 图1-4 四块骨小梁的联结点，联结点的密度及骨小梁的层状排列，与骨骼强大的承载力有关

均衡与稳定

由此可见，骨骼的承载力与骨密度关系不太大，是由均衡的骨骼结构决定的。人体骨骼中约有80%为密质骨，松质骨仅占20%。密质骨的密度很高，矿化程度高达90%，表面积与体积之比极低，骨骼重建速度慢；而松质骨由于其内部精巧的结构而具有更大的表面积，骨骼重建速度很快。因此，骨质疏松通常先发于骨小梁含量较高的骨中，即椎体、手腕、肋骨和股骨颈部。

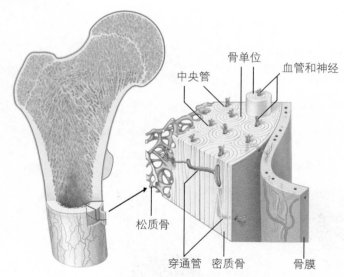

◆ 图1-5　骨的解剖图：血管和神经通过骨膜为骨骼提供养分。无数的管道（中央管和穿通管）纵横交错，其作用是向骨组织供应氧气、信使物质、维生素和更新所需的原料

2. 不断运行的"建筑工地"

骨骼并非没有生命，是一个不断进行血液循环和新陈代谢活动的、富有生命力的器官。新生儿出生时仅有少部分骨骼成形，即由软骨逐渐发育为坚硬的板层骨；直到青春期骺软骨完全骨化，骨骼才会停止生长，达到人体的最终高度。但这并不意味着骨骼的运作就此停止。相反，骨骼在不断重塑，不断适应环境和肌肉力量变化带来的影响。由于矿物质流失和胶原蛋白老化，衰老的骨组织将会丧失原有的强度和韧性，变得更加容易断裂。因此，人体会定期进行骨骼物质的整体交换。这不仅限于整块骨骼骨折的修复或愈合，还涉及成千上万骨小梁的细微损伤——这些损伤不仅会影响人体的骨密度，还会增加骨折的风险。

不断工作的"建筑大军"

为了不断进行修复和适应，骨组织分化出了专门的细胞系统：破骨细胞在短短几天内就能吸收衰弱的骨细胞，成骨细胞则会在几周中重建新骨，其间共有500万个重建单元参与其中。

这就好像修建路面的施工队，拆除损坏的路面，重新填上新的沥青。但也正是骨骼的自我修复机制给了骨质疏松可乘之机——如果多年来骨的吸收量多于生成量，就会引起骨质流失。科学家表示，当有 30 处骨细胞被吸收，但只有 29 处被填补时，骨质疏松就会发生。由此可见，骨质流失主要与活性重建单元的数量有关。

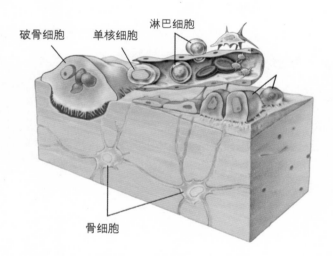

◆ 图 1-6　骨重建单元由吸收骨的细胞（破骨细胞）、生成骨的细胞（成骨细胞）和为骨提供营养并进行调节的细胞（骨细胞）组成

3. 骨量的调整

　　骨骼重建是一个非常复杂的过程。骨骼重建的目的是使骨量能够精确适应肌肉运动和身体负荷，不能有丝毫偏差。我们的肌肉越多，施加在骨骼上的体重越大，骨量也就越高。相应的骨组织细胞系统一方面由激素调控，另一方面受到维生素、局部组织因子（细胞因子）和机械刺激的影响。

"最大骨量"原则

　　人体的各个部分都会变老，骨骼也不例外。从出生到青年时期，我们的骨量不断增加；直到 25~30 岁，骨密度将达到最大值（峰值骨量）。

　　这个数值主要由以下四个因素决定：

　　·基因；

　　·激素；

　　·运动；

　　·饮食。

　　最迟在 30 岁以后，骨骼的损失量就会多于生成量。按照平均量来说，每人每年的骨量会降低1%（与性别无关）。随着年龄的增长，破骨细胞越来越具侵略性。松质骨的表面积较大，因此更易受到破骨细胞的影响，是被吸收最严重的骨。而随着年龄的增长，骨生成的速度逐渐变缓，产生的骨细胞越来越少；重建单元的数量和活动有所下降，"供应者"也变得更加迟钝——人体肠道吸收钙和维生素D的能力下降，皮肤细胞合成的维生素D减少，肾脏将损失更多的钙。最后造成的结果是，甲状旁腺将分泌更多的激素，以牺牲骨骼的稳定性为代价溶解骨骼中人体必需的钙元素。这种损失通常没有外因影响，也没有明确的解释，显然它是基因自带的程序。

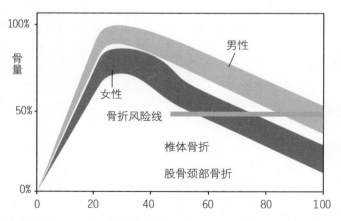

◆ 图1-7　正常的男性和女性骨量受年龄变化的影响。25~30岁时人体骨密度达到最大值（峰值骨量）

女性绝经后，体内的雌激素水平下降，骨质流失迅速增加，每年可达 4%。这意味着每个女性从 40 岁到 70 岁平均会失去约 40% 的骨量，而男性在同一阶段的骨质流失仅为 20%。而且男性年轻时的骨骼比女性的更强壮，年老时的骨质流失也远远没有女性的严重。据计算，女性 75% 的椎体骨折和 50% 的股骨骨折都是由绝经后大量的骨质流失引起的。

年轻时不健康的生活方式

骨科疾病往往都是青年时期积累下来的。年轻时饮食不当、缺乏运动或经常吸烟都会导致身体的骨密度无法达到最佳水平。因此，预防骨质疏松要从小做起，从小就要培养有利于骨骼健康的生活习惯。家长和学校都有义务为孩子提供合理的饮食，督促他们进行充足的体育锻炼。这项责任十分重大，我们在年轻时达到的最大骨密度相当于一种资本，需要我们进行妥善管理。虽然"骨资本"在年老时有可能再次增加，但这绝不能成为我们年轻时任意挥霍的理由。为了避免或推迟年龄变化引起的骨质流失，早期意识和积极预防变得越来越重要。对于年轻人来说，"每个人都是自己的骨骼锻造师"。

我们的骨骼隐藏在身体深处，像一个地震仪，能对身体的所有变化做出反应，需要我们特别关注和保护。

第二章

骨质疏松：
一种被忽视的常见疾病

1. 骨质疏松并非自然现象

世界卫生组织将骨质疏松列为十种最重要的常见疾病之一。德语"Osteoporose"中，"Osteo"意为骨，"Porose"意为多孔或稀疏。从字面意义上来看，骨质疏松是一种"骨少而稀疏"的疾病。专家将其定义为一种骨质普遍被分解的骨科疾病。最初，骨质疏松患者的骨骼在外形上没有显著变化，但它的强度不断下降，逐渐面临更多骨折的风险。

在几年前，人们还认为骨质疏松像头发变白、会长皱纹一样，是一种自然的、命中注定的衰老过程。但事实上，骨质疏松并非"自然的"，无论是变矮10cm、脊柱后凸，还是在咳嗽时肋骨骨折，都不是自然现象。当下，德国至少有600万人患有骨质疏松，其中绝大部分是女性，她们承受着骨折的痛苦及其灾难性的后果。但好消息是，骨质疏松现在是可以预防的，即使在患病晚期，也能得到很好的治疗。

世界卫生组织表示，现在骨质疏松的诊断标准是DXA（DXA，

Dual energy X-ray Absorptiometry，双能 X 射线吸收法）骨密度检测的数值。对女性来说——"如果骨骼矿物质密度比健康的绝经前女性（更年期前）的平均值低 2.5 个 SD （Standard Deviation，标准差），就可以确定患有骨质疏松。"通过这种方法，我们可以在出现骨折前提早诊断，并采取相应的措施加以预防。现如今，早期的骨质疏松症完全可以得到治愈。

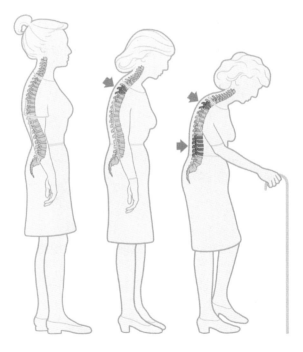

◆ 图 2-1 随着年龄增长和骨质疏松的不断发展，人体形态也会发生改变：由于部分椎体压缩性骨折，患者的身高会变矮，并且出现脊柱后凸

2. 一个"不速之客"

　　骨质疏松是如何产生的？从本质上来说，骨质疏松是由长期以来的骨量不平衡而且没有受到关注，直到用力打喷嚏或与物体发生轻微的碰撞等因素突然引发骨折而被发现的。通常情况下，骨质疏松会导致椎体骨折，并伴有长期剧烈的疼痛、骨骼畸形，以及身高下降。患者可能会进入恐惧、沮丧、抑郁、缺乏运动、肌肉萎缩的"恶性循环"，而我们要做的，就是打破这种循环。

3. 松质骨是骨质疏松的首要攻击目标

　　骨骼的过度分解又是如何发生的？由破骨细胞和成骨细胞组成的"建筑大军"，首先在骨的内表面（骨内膜）进行修复工作。如果长期以来骨的吸收量大于生成量，就会导致骨量不足，也就是所谓的骨质流失或骨质疏松。而松质骨和骨小梁含量较高的部分因其超大的表面积更易受到骨质疏松的侵扰，常见于椎体、髋部、肋骨、手腕、脚跟等部位。此外，松质骨的分解

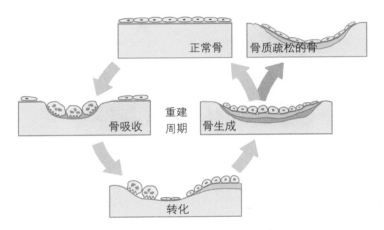

◆ 图 2-2　正常情况下和骨质疏松时骨骼的重建过程

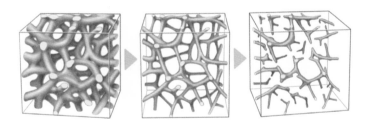

◆ 图 2-3　骨质疏松在松质骨内的演变过程：左侧是正常的松质骨；中间骨密度降低（骨质减少），骨小梁变细，但仍有足够的联结点；右侧是骨质疏松，骨密度进一步降低，骨骼结构进一步受到破坏（各个骨小梁之间的联结点丧失）

速度是密质骨的 6 倍。也就说，骨骼内部的骨小梁首先被破坏，而骨皮质从内部变薄的速度则要慢得多。如果骨生成无法跟上

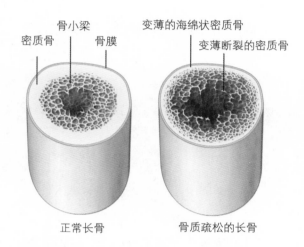

◆ 图 2-4　健康的长骨和骨质疏松的长骨（如股骨）比较。注意中间区域的松质骨显著减少，骨皮质不断变薄

骨吸收的速度，就会产生骨量负平衡，使骨密度降低，最终引发骨质疏松。

4. 不单是骨量的问题

骨不会仅仅因为薄而断裂。事实上，骨质较薄的患者中有一半都从未经历过骨折。例如，日本女性的骨密度和钙摄入量都明显低于美国女性，但美国股骨颈骨折的发病率却是日本的 3.5 倍。

最新研究表明，骨质疏松的病因不仅限于骨密度过低，还与骨骼的质量有关。我们在这里再次将其与桥梁的建造进行比较：桥梁的承受力不仅取决于主梁的坚固程度，还取决于建筑材料的质量和维护的频率。如果不能进行定期的除锈和整修，无论主梁多么坚固，桥梁都会从最薄弱的地方断裂。

5. 过重的骨骼负荷

我们的骨骼中会不断发生极其微小的骨折（"微骨折"），这会削弱骨骼的承受能力，需要进行细致的修复。如果这些数以千计的微小骨折不能完全愈合，整块骨就会在一个关键点断裂。如果骨骼的结构质量从一开始就很差，即使是正常密度的骨骼，也会在没有外力作用的情况下自行断裂。

6. 多种因素共同作用

有些人的骨密度极低，但并没有骨折。几乎所有 80 岁以上女性的股骨密度都已经达到了严重骨质疏松的标准，但仅有少数人经受了股骨颈骨折。

断裂和未断裂的薄骨之间究竟有什么区别呢？答案在于骨骼的结构和对细小损伤的修复能力。大多数情况下，骨质疏松性骨折是由以下三种情况共同导致的：

· 骨密度降低；

· 修复极致不足；

· 骨质和骨结构较差。

骨骼自我修复机制紊乱，主要由以下几种因素导致：

· 原料不足；

· 放射性治疗；

· 缺乏维生素；

· 骨细胞老化；

· 有毒物质；

· 月经紊乱；

· 化疗；

· 激素紊乱；

· 重金属；

· 缺乏运动或负荷过重。

因此，骨质疏松的治疗过程中，不仅要增强骨密度，还需要改善骨质，激发上述的自我修复机制。

骨质疏松是一种高发疾病，不同性别和年龄的人群都有可能受到它的困扰。但在世界范围内，骨质疏松在临床过程中始终没有得到重视，常常出现诊断不足、治疗不力的情况。在美国，已经有人谈论"骨质疏松的治疗差距"和"骨质疏松治疗危机"这两个概念。现在，这一现象已经成为全世界卫生政策的一大焦点。

第三章

识别和消除风险因素

　　骨质疏松不会随意选择受害者，目前已知的许多遗传性和获得性风险因素是造成骨质疏松的重要原因。一方面，有些因素是先天性的，我们无法更改；另一方面，有些重大风险则是我们自己造成的，我们能够，也必须要加以避免。

　　虽然骨质疏松与许多风险因素有关，但有的病人本身并没有患病风险，最后却还是患上了这种疾病。无法找到骨质流失原因的骨质疏松称为原发性骨质疏松。而有些人虽然有多种患病的风险，但他们的骨密度并没有显示出可测量的下降。因此在常规体检中，除心脏病、循环系统疾病和肿瘤疾病风险外，作为预防性检查的一部分，向主治医生说明骨质疏松的患病风险也很有必要。

1. 无法进行外部干预的风险

　　对于骨质疏松，医疗科学家研究并列出一系列无法从外部进行干预的风险因素。例如,北欧的女性和有家族遗传病史的人群患病风险都有所上升。

家庭遗传造成的负荷

常言道:"有其母必有其女。"这句话尤其适用于描述骨质疏松。如果您的家族中有人有股骨骨折、经常性骨折或身高明显变矮的情况,那么您也面临着骨质疏松的风险。

现在我们已经知道,人体最大骨密度和骨质流失率约有50%由基因决定。此外,研究表明,北欧人患骨质疏松的风险最高,美籍非裔的患病风险最低。

性别和年龄

在30—35岁之间,我们的骨骼重建基本处于平衡状态。35岁以后,人体开始出现骨质流失,这一现象由基因决定,而且女性的骨质流失量一般高于男性。随着月经结束、雌激素分泌下降,女性患骨质疏松与发生骨折的概率明显增加。而对于男性来说,骨质疏松性骨折的风险在75岁以后才会有显著上升,且患病率超过30%。

45 岁以后，骨折常常会"接踵而至"。具体原因我们目前还未知晓，但已知的是，经历过一次骨折的病人再次遭受骨折的风险将会提高至原来的 2 倍以上，一次自发性椎体骨折会使发生进一步椎体骨折的风险增加 5 倍，而两次及以上的骨折甚至会将再次骨折的风险提升至原来的 12 倍。即使是那些偶然在 X 光片中发现的"沉默的"椎体骨折也会增加再次骨折的风险。因此，建议身高下降超过 4cm 的人群进行 DXA 骨密度检测。

怀孕和哺乳期

在怀孕期间，人体的性激素含量迅速增加，肠道对钙元素的吸收能力提升至原来的 2 倍，加速了骨骼中钙的生成。在怀孕中晚期，有大量的钙进入胎儿的骨骼，约占胎儿出生时钙元素总量的 80%。一般来说，孕妇仅在催产前需要卧床数周、注射肌肉松弛剂和镇静剂的情况下才会有骨质疏松的风险。在特定情况下，还必须额外注射可的松（可的松是肾上腺皮质激素类药，主要应用于肾上腺皮质功能减退症及垂体功能减退症的替代治疗，亦可用于过敏性和炎症性疾病）——由于缺乏运动，钙质和骨质的大量流失将无法避免。因此，孕妇必须要摄入足够的钙和维生素 D，否则在怀孕中晚期将会有骨质疏松的风险。

在哺乳期间，母亲每天通过乳汁向婴儿传递约 500mg 钙。在哺乳期的五个阶段内，钙传递总量达到 300g，相当于人体骨钙总量的三分之一。

2. 可以进行外部干预的风险

有些负面因素是我们完全可以避免的。这些因素累积得越多，骨质疏松的风险就越大。

长期缺乏体育锻炼

缺乏体育锻炼是产生骨质疏松和骨折最关键的风险因素。无论是老年人还是长期卧床的年轻人都应该对此予以重视。由于长期卧床，患者的骨量会在短短几个月内下降 30%，往往需要几年的时间才能恢复到最初的水平。此外，儿童在骨骼生长发育的过程中也要尤其注重体育运动，保证肌肉不断对骨骼进行牵引，这对他们骨骼的形成和强健至关重要。

对太空中的宇航员来说，由于失去了地心引力，他们必须要做一些特殊的力量练习；尽管如此，他们的骨量每月还是会下降1%。而在地球上，登山、举重等对抗地心引力的运动对骨骼重建具有决定性作用。肌肉锻炼会对骨组织产生规律性负荷，能够显著促进骨细胞生成；但如果运动量过少，肌肉无法得到充足锻炼，骨骼负荷减轻，骨骼的吸收作用就会加强。从上述关系可以看出，肌肉量和骨量之间存在着非常明显的依赖关系，尤其是发达的背部肌肉对于椎体和髋部骨量的增加至关重要。

新的研究表明，适当的高频敲击和抖动也可以强壮肌肉和骨骼，尤其是可以加快骨折的恢复。此外，老年人还可以通过体育锻炼预防大量疾病，促进身心健康。

运动过量

越野、滑雪等耐力型竞技运动的女运动员尤其容易受到骨质疏松的困扰。耐力训练、饮食问题和体重控制会导致她们的体脂过低、雌激素水平下降，出现月经不调，甚至是闭经的情况。研究表明，25%~50% 的女性运动员都已经闭经，特别是身体脂肪降到18% 以下时，这一现象尤为明显。随着这些风险因素的增加，应力性骨折的风险也有了明显提升。美国的一项研究也证实了越野、滑雪、营养摄入、闭经和骨质疏松之间的联系。

体重过轻

俗话说："瘦女人，瘦骨头。"比较苗条或体重过轻的女性一般有较大的骨折风险，而肥胖的女性往往可以免受骨质疏松的困扰。除了体重对骨骼的负荷较高外，这主要是由于肥胖女性的脂肪细胞内产生的雌激素较多，可以对她们进行保护。绝经后，女性体内的肾上腺皮质激素还会继续分泌。其中，雄烯二酮会在脂肪组织中转化为雌激素。但如果已经患有骨质疏松，过重的体重负荷将会加速脊柱的变形，导致椎体骨折和关节的严重磨损。

情绪抑郁

抑郁症本身或许并不是骨质疏松的主要原因。但研究表明，长期患有重度抑郁症的女性骨量比未患抑郁症的女性骨量低6%。具体原因尚不明确，可能是多种因素共同作用的结果，例如可的松等压力激素水平过高、受到药物影响、食欲不振导致营养不良，以及体育运动减少等（经常将这些话挂在嘴边："无法控制自己""一切对我来说都不再有意义"等）。

吸烟

吸烟与肺癌和心肌梗死密切相关，吸烟成瘾甚至还会使骨质疏松的风险增加一倍。这是一个非常关键的因素，如果您真的注重自己的身体健康，就必须杜绝这一现象的发生。

目前确切的运作机制尚不明晰，可能是烟草中的多种化学物质导致骨骼吸收变快，其中尼古丁会抑制雌激素生成，使雌激素在肝脏中的分解加快，并使患者提前进入更年期。

饮酒

适度饮酒会增加骨密度，但饮酒过量甚至是酗酒会极大程度地增加骨质疏松的风险，因为酗酒者往往营养不良，而且肝脏受损。同时，饮酒过量也被认为是导致男性骨质疏松的一个重要原因。因此，建议大家尽量用矿泉水代替酒水。

营养不良

我们的身体需要充足的钙质、维生素D及其他矿物质元素。如果钙元素供应不足，机体就会从骨骼中获取骨钙，导致常年骨量负平衡。

尤其在青少年时期和怀孕期间，必须通过饮食来补充骨骼生长所需的大量钙元素。而不均衡的饮食和对脂肪、肉类、盐及咖啡因的过量摄入会导致大量钙元素流失，使机体对钙的吸收能力降低。

影响钙吸收的因素

积极影响	消极影响
维生素A、维生素C、维生素D	年龄增加，绝经
某些微量元素	草酸盐含量高的食品
适量蛋白质	过量蛋白质
低脂食品	磷酸盐和脂肪含量高的食品
乳糖	小肠疾病
胃酸	胃酸过少
氨基酸	身体／心理压力
体育锻炼	缺乏体育锻炼

高钙食品

食品名称	钙元素含量 mg/100g
奶制品	
全脂牛奶	111
冰淇淋	120
脱脂牛奶	124
酸奶	134
奶酪	600~1000
其他含钙食品	
豆类	65
坚果	75
欧芹	100
西蓝花（烹饪后）	130
菠菜（烹饪后）	160
无花果干	190
三文鱼	200
黄豆	200
羽衣甘蓝（烹饪后）	200
欧榛	225
杏仁	250
坚果蛋糕	254
蔷薇果	257
油浸沙丁鱼	300
大黄（烹饪后）	300
芝麻籽	783
饮品	
矿泉水	2~60
浓缩橙汁	300

食品对钙元素新陈代谢的影响

食品名称	尿液中钙流失量增加	钙的吸收能力降低
过量蛋白质	√	
过量盐	√	
过量磷酸盐	√	
过量糖	√	
缺乏维生素 D	√	√
草酸盐（大黄）		√
植酸（豆类）		√
过量铁		√
过量咖啡	√	√

激素缺乏

女性受到雌激素和孕激素的保护，可以在一定程度上避免骨质流失。但提前绝经是一个非常需要重视的风险因素。如果出现这种情况，必须要咨询医生，因为更年期提前会使人体内的雌激素水平有所下降。

对男性来说，缺乏睾丸素也会导致骨质疏松，其诱因一般为酗酒或神经性厌食症。骨质疏松病因不明的年轻男性应该经常测量血液中的睾丸素水平，以便能够尽早识别性腺功能低下症（性腺发育不全或功能减退）。此类疾病的患者可以通过每天涂抹凝胶或使用贴片的方式补充体内缺乏的睾丸素。

药物影响

某些药物是人体的"骨骼强盗"，其中危害最大的是可的松及其衍生物（糖皮质激素）。许多疾病都能通过服用这种药物得到很好的治疗，如哮喘、过敏、风湿、小肠炎症、器官移植或其他免疫性疾病。但问题是，服用可的松的时间越长、剂量越大，患者的骨质就越差。使用可的松治疗一年以上的病人，通常都患有骨质疏松，并伴有较大的骨折风险。这是早期使用骨质疏松药物（如双膦酸盐）进行治疗的绝对指征。但连续几天用药或以药膏、喷雾、注射的方式进行局部治疗并不构成骨质疏松的风险。

长期使用某些药物也会削弱人体骨质，例如甲状腺激素、含锂的药物、抗癫痫药物、肝素和其他血液稀释剂、芳香化酶抑制剂、化疗药品和含铝抗酸剂。如果您必须使用这些药物，请向医生咨询看它们是否会对骨骼产生影响，并进行骨密度检测，特别是在使用泼尼松（泼尼松具有抗炎及抗过敏作用，能抑制结缔组织的增生，降低毛细血管壁和细胞膜的通透性，减少炎性渗出，并能抑制组胺及其他毒性物质的形成与释放）等可的松衍生物时要尤其注意这一点。现在，不该有任何人的骨骼因为可的松而受到伤害！我们可以使用正确的药物规避这些风险。

3. 骨质疏松与疾病

除了妊娠期、哺乳期及因疾病或受伤长期缺乏运动会增加骨质疏松的风险外，其他医学领域中都有一些疾病与骨质流失和骨折风险的增加有关。

骨质疏松风险较高的疾病：

◆ 性腺功能低下症：

·特纳综合征（先天性卵巢发育不全）；

·精曲小管发育不全（先天性睾丸发育不全）；

·神经性厌食症；

·下丘脑性闭经；

·高泌乳素血症；

·其他性腺功能减退的情况。

◆ 内分泌失调：

·库欣综合征（皮质醇增多综合征）；

·甲状旁腺功能亢进症；

·甲状腺毒症；

·糖尿病；

·肢端肥大症；

·肾上腺皮质功能不全。

◆ 营养障碍：

·营养不良；

·肠外营养。

◆ 胃肠道疾病：

·吸收不良综合征；

·克罗恩病；

·溃疡性结肠炎；

·原发性胆汁性肝硬化；

·肝炎；

·胃切除术；

·恶性贫血。

◆ 风湿病：

·类风湿性关节炎；

·强直性脊柱炎。

◆ 肺部疾病：

· 慢性阻塞性肺疾病；

· 支气管哮喘。

◆ 心脏病：

· 心力衰竭；

· 心脏移植。

◆ 血液疾病／癌症：

· 多发性骨髓瘤；

· 淋巴瘤和白血病；

· 释放甲状旁腺激素相关蛋白的癌症；

· 溶血性贫血；

· 再生障碍性贫血。

◆ 部分先天性疾病：

· 成骨不全症；

· 马方综合征；

· 血色素沉着病；

· 低磷酸酯酶症；

· 糖原贮积病；

· 埃勒斯－当洛综合征；

· 卟啉病。

◆ 其他疾病：

· 活动困难；

· 多发性硬化；

· 结节病；

· 淀粉贮积病。

◆ 其他原因：

· 妊娠期和哺乳期。

4. 跌倒的"绊脚石"

将近三分之一的老年人每年至少会跌倒一次，但其中只有5%的人会骨折。跌倒的原因有：

· 绊倒（50%）；

· 晕厥（短暂的意识障碍，20%）；

· 失去平衡（13%~20%）。

跌倒的类型决定了发生骨折的风险。老年人跌倒时手臂的保护性反射能力降低，大腿部位缺少缓冲外力的软组织，因此更易受到骨折的侵扰。

如果骨质疏松患者遇到障碍物或有以下健康问题，如肌肉松弛、动作迟缓、跌倒时缺少保护性反射或反应过慢、情绪激动、动作不协调、眩晕、短暂性昏厥、困倦（也可由药物引起）、视觉障碍，饮酒等，骨折的风险就会大大增加。此外，镇静剂、抗焦虑药、抗抑郁药、降压药，以及安眠药也会增加跌倒的风险，降低跌倒时的保护性反射。尤其对于老年人来说，在家里也会有跌倒的风险，比如电线、楼梯、地毯边缘、浴室里缺少扶手、地板太滑，以及客厅光线太差都有可能成为跌倒的"元凶"。

 如果您能准确识别并规避以上风险，就已经成功一半了！

第四章

骨质疏松的诊断
——骨密度测量

1. 骨质疏松的诊断

显然，了解自己的骨骼情况与日常癌症筛查同等重要。尤其是我们已经知道骨骼风险的因素后，更要进行骨质疏松的诊断。以下是我们在进行筛查后，需要回答的关键性问题：

· 我目前的骨量是多少？

· 我的骨量流失有多快？

· 我是否已经出现骨折 / 骨骼变形？

· 这些变化是可逆的吗？

· 我面临什么风险？

· 我是否还有其他潜在疾病？（"继发性骨质疏松"）

· 是否能排除维生素 D 缺乏症？

· 能否排除怀孕？

现在，早期的骨质疏松可以治愈。血检、尿检和风险因素只能预估已经患有或即将患有骨质疏松的可能性，无法确定骨骼的强壮程度。

2. 诊断骨质疏松的唯一方法

骨密度测量是在骨折发生前诊断骨质疏松的唯一方法，它可以确定人体骨骼各部分的密度，预测未来发生骨折的概率。如果您已经骨折，这种方法也可以用来诊断您是否患有骨质疏松。

骨密度测量可以：

· 在骨折发生前诊断骨质疏松；

· 预测未来患骨质疏松的风险；

· 在对照组中测量骨质流失率；

· 确定药物治疗指征；

· 记录治疗效果。

3. 骨密度的测量方法

测量骨密度有许多不同的方法。医生会根据个人具体情况给出最适合的建议，并依照最新标准来确定您最适合哪种测量方法。

X光成像测量法

利用X光检测脊柱、髋部等部位时，只有在骨量减少30%~40%的情况下才能检测到骨质流失。因此，这一方法并不适用于骨质疏松的早期诊断。X光成像测量法能根据种类和位置检测出尚未被发现的骨折，并能确定关节疼痛变形的原因。在进行基本诊断时，腰椎的X光片一般在两个平面上拍摄，以免忽视脊柱弯曲、血管和淋巴结钙化、椎体骨折、关节突关节钙化和椎间盘钙化等骨密度测量的干扰因素。

双能X射线吸收法（DXA）

双能X射线吸收法是目前最成熟的骨密度测量方法。其原理是利用骨组织对X射线有较强的吸收作用，向骨骼的特定区域发射两束不同能量的射线，通过骨骼对射线的吸收量计算出其中的矿物质含量。这一方法主要从正面和侧面对腰椎和髋部的骨密度情况进行检测。

其优点在于：

·不会损伤任何器官，不会给患者带来任何负担；

· 测量时间只需要几分钟，而且价格低廉；

· 辐射极低（仅为普通 X 光检测的十分之一到百分之一），因此是年度体检的最佳选择，但孕妇不能用这种方法进行检测；

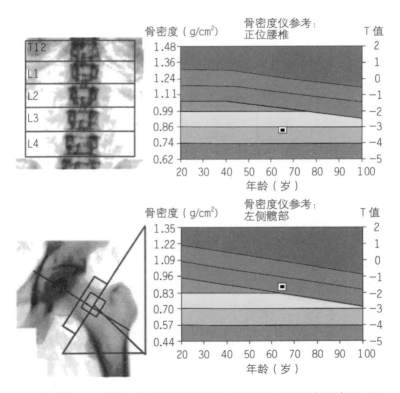

◆ 图 4-1 利用双能 X 射线吸收法检测腰椎和左侧髋部的情况。从图中可以明显看到两者骨密度不同（方形标记）：腰椎出现明显的骨质疏松，髋部的骨质也有所减少

· 测量的是最易患骨质疏松和有骨折风险的部位（如腰椎和髋部）；

· 测量精确（误差仅为1%），是体检的最佳选择（但应该使用相同的设备）；

· DXA是世界卫生组织和德国骨骼学学会（DVO）推荐的诊断骨质疏松的唯一方法；

· 还可以测量体内脂肪的含量和分布，主要用于评估竞技体育中的训练成果。

定量 CT 测量法（QCT）

QCT 测量法是检测早期脊柱骨小梁流失的最佳方法。检测持续约20分钟，比 DXA 检测法的辐射更大，因此不适用于经常性检测。这种方法使用特殊的小型设备在手指和手腕上进行检测（称作 pQCT）；虽然结果比较准确，但只用于描述检测的相应局部部位，不能代表骨骼的整体情况，因此无法对髋部的骨密度进行测量。

超声波检测法（UT）

超声波技术已被广泛运用于许多疾病的治疗，并取得了很大的成功。诊断的原理是测定超声波在骨骼中的速度和 / 或偏移情况，脚跟和手指是主要的测量区域。这种方法因其操作的简便性而广受欢迎，但需澄清的是，这还得看实际检测的对象是哪里，以及这种检测方式在预测骨折方面有什么意义。

超声波检测法因其简便性而被广泛应用于疾病的筛查。这意味着，我们可以利用这种方法辨别有患病风险的群体。但它无法替代 DXA 对脊柱和髋部的检测。

4. 应该检测哪些部位？

应该检测哪些部位？

原则上，骨密度检测的结果只能指示相应部位的情况。我们知道，骨质疏松在骨骼的不同部位有不同的表现形式。通常情况下，椎体和髋部等松质骨含量较高的区域总是最早受到骨质疏松的侵袭，骨质受损也最严重，经常容易发生严重的骨折，是最常接受检测的部位。检测脊柱时，一般对四块椎体分别进行单独和整体测量；髋部的检测由四个部分组成，分别是股骨颈部、股骨大转子、转子间及 Ward's 三角区（压力骨小梁与两个张力骨小梁所形成的三角形区域就是 Ward's 三角区）。

在进行下一次检测时，必须再次精确调整相应区域的状况。建议始终使用同一台设备，如果可能的话，最好由同一个检测员完成。如果在 X 光片中发现主动脉钙化或其他改变，建议从侧面进行腰椎的骨密度检测。

定期检测很有必要

经常有女性朋友很担心地告诉我，她们在检测手指时被诊断为"严重的骨质疏松症，有高度的骨折风险"，但对腰椎和髋部进行 DXA 检测时却显示出正常的骨密度值。这并不意味着检测出现了偏离或错误，而是不同的骨骼区域有不同的骨密度值。我们绝不能仅通过单一的测量就诊断出全身骨质疏松。此外，我必须强调一点：用于复查的 DXA 检测必须在同一地点，使用相同的设备，通常每年检测一次便可。

5. 哪些人应该进行骨密度检测？

哪些人群适合进行骨密度检测？

目前，尚不建议所有女性都进行骨密度检测。作为预防性筛查的一部分，骨密度检测和其他公认的体检项目（例如心电图、血压、尿常规、便常规、血常规、血液中的胆固醇含量，以及乳房 X 射线检查等）同等重要。骨密度测量价格低廉，易于操作，便于后期诊断。目前，仅建议有患病风险的女性（例如在绝经后没有接受雌激素替代治疗、绝经期过早或有骨质疏松的家族病史的女性）进行检测。

以下情况也应进行骨密度检测：

· 身高出现不明原因的下降；

· 出现原因不明的背痛，且以前有过骨折；

· 关节疾病使活动受限；

· 长期（超过半年）使用可的松、苯丙香豆素、肝素或抗癫痫药物；

· 甲状腺和甲状旁腺功能亢进；

· 进行过抑制性激素的化疗；

· 器官移植的病人（特别是肾脏、肝脏、心脏、肺）；

· 年轻时性激素水平低；

· 患有小肠疾病等可引发骨质疏松的慢性疾病；

· 做过胃部手术等可引发骨质疏松的手术。

利用 DXA 进行检查

对患者来说，骨密度测量完全是无痛的。在检查过程中，病人穿着衣服躺在有软垫的工作台上。短短几分钟内，机器的测量臂会在不接触患者的情况下扫过需要测量的骨骼区域。检测结束后可以立刻得到骨密度的测量结果，通常计算的是每立方厘米中的骨骼克数。根据世界卫生组织的诊断标准，要将被测者的测量值与正常年轻人的测量值（"最大骨密度"）进行比较。这一比

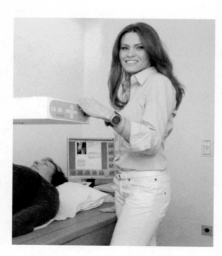

◆ 图 4-2　诊所的工作人员利用现代 DXA 仪器对患者的骨密度进行测量

较基于标准差，即被测者低于正常水平的统计值，这个统计值也被专家称为 T 值。一般而言，骨密度相对于正常年轻人降低 10%~15% 相当于降低约 1 个标准差。

什么时候必须进行治疗？

世界卫生组织规定，T 值超过 2.5SD（低于 -2.5SD）——骨量低于年轻人的正常值 20%~35% 时，就可以诊断为需要治疗的骨质疏松。

如果患者还患有骨折，我们就将其称为严重的、明显的骨质疏松。

T 值用于骨质疏松的诊断；而 Z 值（Z-value，又名标准分数。）并不用于诊断，它显示的是被测者与同年龄同性别的"正常人"之间的对比。

6. 骨质疏松严重程度分级

当 T 值介于 1SD 至 2.5SD（-1SD 至 -2.5SD）之间时，表明

人体内的骨质正在减少，但还未出现临床指征。这样的人并没有患病，但需要预防骨质的进一步流失。

在德国，当DXA检测得出的T值小于−2.5SD且患者有重大风险因素时，就要采取相应措施，使患者在发生骨折前得到有效治疗。

骨质疏松严重程度分级

0级：骨骼矿物质含量较低（T值介于−1SD至−2.5SD之间），没有骨折，被称为骨质减少或"临界骨质疏松"。患者应该冷静地采取相应的治疗措施，并根据定期复查的结果进行相应调整。这一等级通常距离可能发生的第一次骨折还有几年时间。

1级：骨骼矿物质含量在某次测量中明显减少（T值低于−2.5SD），但还没有发生骨折，被定义为"可计量的骨质疏松"。这时，即使是轻微的因素也有可能引发第一次骨折，因此已经没有时间尝试可能有效的治疗方案了。双膦酸盐是最佳的选择。

2级：骨骼矿物质含量明显减少（T值低于−2.5SD），已经发生第一次椎体骨折，进一步骨折的风险成倍增加。应立即介入持续的药物治疗，直至风险明显降低，大约需要两年时间。在这个过程中，疼痛管理和康复治疗也非常重要。

　　3级：骨骼矿物质含量明显减少（T值低于 −2.5SD），已经发生多次骨折。这一阶段不仅椎体骨折，而且股骨颈部、小臂等其他部位的骨骼也受到影响（"椎体外骨折"）。疼痛管理和康复治疗必不可少，药物治疗也很有必要，至少可以延缓骨质流失的进程。

7. 骨质疏松是最常见的骨骼疾病

　　从骨质疏松缓慢的患病过程来看，它和糖尿病、高脂血症、高血压等常见疾病十分类似。例如，糖尿病前期的发展过程很难察觉，血糖升高不会有任何特殊的症状，只有在后期出现肾功能受损或血管堵塞等并发症时，患者的身体才会受到严重影响；高血压患者在出现中风等症状前很长一段时间也不会有任何不适；同样情况的还有高血脂，血液内较高的脂质含量长期以来不被察觉，直至患者出现心肌梗死。对于以上这些疾病，早期识别风险和持续改变生活方式非常重要。

背部疼痛和身高变矮

背部疼痛往往只是因为肌肉紧张，但有时也可能与一些严重的疾病有关，例如椎体骨折、椎间盘脱出、肿瘤生长，甚至是心肌梗死等。在急性背痛的情况下，"咬紧牙关"不仅毫无用处，有

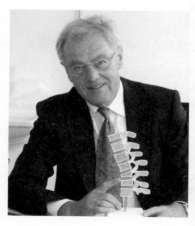

◆ 图4-3 并非由巨大外力造成的椎体骨折（骨质疏松性骨折）可以直接诊断为"明显的骨质疏松"并开始进行药物治疗。椎体骨折的三种形状请见本书第十章

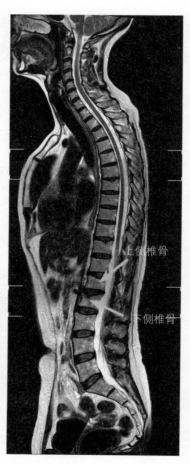

上侧椎骨

下侧椎骨

◆ 图4-4 脊柱侧位核磁共振图像，图中已经出现了椎体骨折

时甚至还很危险。如果持续背痛且痛感不断加重，就必须咨询医生，进行详细诊断。脊柱侧位 X 光片可以识别不同形式的椎体骨折。此外，我们也可以利用CT 扫描或核磁共振的方法对整个脊柱进行检查，并根据相应症状和得出的检查结果对疾病做出准确判断。

骨质疏松的检查结果

骨质疏松导致的椎体（部分）骨折会引起急性疼痛。病人常说，他们感觉到背部刺痛或放射性疼痛，甚至能听到背部有断裂的声音。与之相反，骨质疏松引起的慢性疼痛主要是由于肌肉、肌腱、韧带和关节的超负荷和错误负荷造成的中轴骨畸形。

椎体骨折会使患者的身高明显下降。由于躯干缩短，患者的肋弓下缘甚至可以接触到髂嵴，这会使患者从背部到身体两侧出现特征性皱褶，还会出现腹部隆起，患者身体重心进一步前移，行动不稳，移动缓慢，只能小步移动，以避免给骨骼带来强烈震动。其中，行动不稳还会增加患者跌倒和骨折的风险，而胸椎的楔形改变会导致典型的驼背。除骨质疏松外，还有其他三个因素会导致身高变矮，即体态不良、椎间盘受损和肌肉无力。

"骨标志物"和其他检测

在骨骼重建的过程中，生成的代谢产物会进入血液，最终随尿液排出。这些代谢产物就是所谓的"骨标志物"。现在，我们可以通过血检和尿检对这些物质进行检测，确定患者骨重建的速度；检测中对"高转换型"和"低转换型"骨质疏松做出了区分，也就是区分患者体内的骨吸收是快速还是慢速。最重要的是，这种方式可以快速评估药物的摄入与治疗效果。但它不能用于骨质疏松的诊断，也不能代替骨密度的检测。

衡量新骨生成的指标主要是碱性磷酸酶、骨钙素和骨粘连蛋白；衡量骨吸收的指标主要是胶原蛋白构建体和胶原交联聚合物，它们先被释放到血液中，最后随尿液排出。检测这些骨吸收指标可以快速评估药物摄入与治疗效果。如果骨吸收速率与初始值相比降低超过30%，就可以认为这是一次有效的抗骨吸收治疗。

在确定骨质疏松的病因时，血液和尿液检查同样重要，例如红细胞沉降率、CRP（C反应蛋白）、血常规、钙、磷酸盐、维生素 D_3、碱性磷酸酶和肾脏功能值等。为识别继发性骨质疏松，还应考虑到以下数值：TSH（促甲状腺激素）、T_3（三碘甲状腺原氨酸）、T_4（甲状腺素）、蛋白质电泳、GOT（谷草转氨酶）、GPT（谷丙转氨酶）、镁、葡萄糖、白细胞分类计数、睾丸素和雌激素。

继发性骨质疏松

原发性骨质疏松一般多发于老年人和绝经后的女性；而继发性骨质疏松则是由导致骨质流失的疾病引起的，必须进行治疗。在骨质疏松患者中，约有 10% 的女性和 50% 的男性患有继发性骨质疏松，因此有必要对患者进行仔细的询问和检查，发现患者的基础疾病，并迅速展开治疗。一般情况下，明显的骨质流失背后往往隐藏着明显的恶性疾病、炎症性疾病、先天性疾病、传染病、药物引起的疾病、血液病或肾脏疾病等。例如，人们常常会把成骨不全症与原发性骨质疏松混淆，但其实前种疾病的诊断方法非常简单——只需要做家族病史筛查和识别蓝色巩膜。

要尤其重视内分泌引起的骨质疏松，其中老年人无症状的甲状腺功能亢进就常常被忽视。此外，白血病、多发性骨髓瘤和淋巴瘤等骨转移和恶性血液病也有可能引发骨质疏松，只需通过简单的血液检查就能发现。但将骨质疏松与维生素 D 缺乏症（儿童中称佝偻病，即骨组织钙化不足）相混淆会导致非常严重的后果，因为维生素 D 缺乏症只有通过服用维生素 D 才能治愈。在老年患者中，骨质疏松和软骨病往往同时存在。因此，使用相对高剂量的维生素 D 治疗疾病也十分有效。

什么时候需要做骨穿刺活检？

90％以上的骨质疏松患者都可以通过骨密度测量和一些简单的方法进行诊断，但有时依然存在一些需要直接进行骨组织显微观察的情况。这种方法适用于所有患病情况异常的患者，尤其适用于年轻人。其原理是用一根细针从髂嵴后部提取骨组织样本。一旦可能有骨髓增殖性疾病或恶性肿瘤转移的情况，就必须进行活检。此外，骨活检也同样适用于诊断维生素 D 缺乏症（骨质软化症、佝偻病）等矿物质代谢障碍疾病。该手术可以在门诊进行，没有并发症。如果单纯是为了诊断骨质流失，骨穿刺活检没有必要。

诊断骨质疏松首先需要询问病史、进行体检、检测骨密度，血液中的骨重建参数提供了骨质疏松患病过程和治疗过程的信息，而通过一些实验室检测方法可以诊断骨质疏松的基础性疾病（继发性骨质疏松）。

第五章

十条强健骨骼的建议

为了保证骨骼的健康稳定，避免骨折的风险，我提出以下 10 条建议，旨在将骨质疏松消灭于萌芽状态。为此，病人必须有立即行动的充足意愿，坚持不懈地进行锻炼。

1. 吃富含钙和蛋白质的食物！

钙是预防和治疗骨质疏松最重要的矿物元素。每个成年人体内都有超过 1kg 的钙，其中 99% 储存在骨骼中。

儿童和青少年：预防骨质疏松应该从儿童的骨骼发育时期做起。富含钙质的食物会为骨骼发育提供原料，使骨骼在 25 岁前达到最大骨密度。儿童和青少年每公斤体重需要的钙元素是成年人的 5 倍。

建议每日钙元素的摄入量

年龄段	钙元素摄入量（mg/天）
婴幼儿	
0—6 个月	210
6—12 个月	270
儿童和青少年	
1—3 岁	500
4—8 岁	800
9—18 岁	1500
成年人	
19—50 岁	1200
51 岁及以上	1500
孕妇和育婴母亲	1500

妊娠期/哺乳期：妊娠期和哺乳期对钙元素和维生素 D 的需求量非常高。

更年期：随着更年期雌激素水平的下降，骨质开始急剧流失，但从这个时候开始注重饮食也不算晚。研究表明，80% 的更年期女性都没有从饮食中获取足够的钙，她们平均每天钙元素的摄入量约为 800mg。但随着更年期骨质流失的不断增加，应该尽量保证每天摄入 1500mg 的钙。"骨骼友好型"的饮食，能让人体获得充足的钙质。

· 牛奶和奶制品：低脂牛奶和硬质奶酪中的钙元素含量十分丰富。奶酪的硬度越大，钙含量就越高。而素食者由于摄入的钙和蛋白质水平较低，患骨质疏松的风险相对更高。饮食中钙元素的摄入不会增加心血管疾病（如动脉硬化、心肌梗死等疾病）的风险。

我们对牛奶的最大误区

许多患者因为误解，拒绝食用牛奶和奶制品。然而，许多权威的营养学家肯定了一点：牛奶能提供钙元素和其他人体必需营养物质。以下是一些常见误区：

喝牛奶会变胖？ 一项最新研究显示，牛奶中的脂肪并不会导致心血管疾病。相反，多喝牛奶补充身体钙质的年轻女性还会变得更苗条，体重方面的问题也更少。对于有体重问题的病人来说，低脂牛奶、低脂奶酪、酸奶、酪乳与普通牛奶的钙含量一样多，也是不错的选择。

喝牛奶会让骨质变差？大量研究表明，牛奶和奶制品是钙和其他矿物质元素的理想来源，可以使骨骼更加强健。牛奶中的酸性物质（乳酸）并不会溶解骨骼中的矿物元素，而会促进肠道中钙元素的吸收。

喝牛奶会过敏？牛奶过敏通常是对牛奶中某些元素（如酪蛋白、乳糖等）的排异反应。但这种过敏现象非常少见，一般只出现在 1%~3% 的幼儿中，三岁以后就会消失，在成年人中更是罕见。我们在生活中经常发现很多人有乳糖不耐受的症状，但他们摄入少量的硬奶酪或者酸奶完全没有问题。在少数对牛奶过敏比较严重的情况下，也可以用低乳糖牛奶和钙含量丰富的果汁进行替代。

牛奶里全是抗生素和激素？目前为止，只在牛奶中检测出了极低浓度的抗生素和激素，不会对健康造成影响。其中某些激素是牛奶中的天然成分——就像在母乳中一样，绝对不会对身体健康造成损害。但未来，比较担心这一点的患者可能会越来越多地选择有机牛奶。

常见钙片中的钙元素含量

钙盐	每1000mg钙盐中的钙元素含量	钙元素含量百分比
碳酸钙	400mg	40.0%
磷酸钙	388mg	38.8%
乳酸钙	184mg	18.4%
葡萄糖酸钙	93mg	9.3%
柠檬酸钙	241mg	24.1%

矿泉水：饮用富含钙元素的矿泉水同样有助于人体的钙平衡。不同种类矿泉水的钙含量有很大差异。由于供应商和品牌的不同，每升矿泉水中的钙元素含量为10~650mg不等。

钙片：额外服用钙片需要事先咨询医生。如果服用500mg碳酸钙，最终只会有200mg钙元素被人体吸收。柠檬酸钙的吸收效果最好，因为消化过程中不需要任何胃酸；它还可以预防肾结石，而且不影响铁元素的吸收。

镁和其他许多微量元素也是保证骨骼健康必需的营养物质。此外，蛋白质也是骨骼健康的必要营养成分，对老年人来说尤其重要。

2. 保证摄入充足的维生素！

维生素 D：维生素 D 可以促进人体肠道对钙和磷的吸收，有利于骨骼的成熟和钙化，从而增加骨骼的稳定性。人体每天所需的维生素 D 为 800~2000 IU（1 μg 等于 40 个国际单位），只需每天晒太阳 15 分钟，就能自行产生足够的维生素 D。但随着生活条件的不断改善，防晒霜的使用和人们对皮肤癌的恐惧让这一目标变得难以实现。而且随着年龄的增长，人体将阳光转化为维生素 D 的能力将下降一半以上。因此，我们绝不能忽视维生素 D 严重缺乏导致的软骨病，更不能在骨密度测量时将其错误地诊断为"严重的骨质疏松症"。

其他的维生素对增强骨骼健康也很重要。例如，维生素 C 是促进胶原蛋白成熟的重要营养物质，能够刺激成骨细胞，促进钙元素的吸收。人体每天最低的维生素 C 摄入量为 60mg。十大富含维生素 C 的食品包括红辣椒、草莓、柠檬、羽衣甘蓝等。

维生素 K：维生素 K 不仅对人体的凝血功能十分重要，还能促进骨钙素的形成，使钙元素与骨基质相结合。此外，维生素 K 还有利于骨折恢复。建议骨折病人每天摄入维生素 K 80~200 μg。通常情况下，深绿色蔬菜中的维生素 K 含量比较高。

维生素 B_{12} 和叶酸：这两种维生素不仅能促进人体的造血功能，而且也有利于骨骼健康。维生素 B_{12} 主要从鱼类、肉类和奶制品中获取，而叶酸主要存在于豆类、绿色蔬菜和全麦食品中。因此，一定要确保这些食物能够经常出现在您的餐桌上。

3. 经常加强体能锻炼！

要想骨骼强健，就得经常锻炼。锻炼不仅能强壮骨骼，还能增强关节和肌肉力量。只有身体健康，才能在走路时更加协调稳健。体育锻炼还能促进血液循环，保持血压稳定。这样一来，患者就不会突然感到头晕——这是跌倒的常见原因。同时，经常锻炼的人骨折时的恢复期和疼痛期也比较短。我们不需要过量运动，但要保证定期锻炼（最好每周运动 3~5 次，每次 30 分钟）。有人说："我年纪大了，不能运动了。"这显然不能成为拒绝运动的理由，年龄并不是限制运动的因素。理想状态下的锻炼计划最好能在团体中进行，因为团体能给人带来愉悦感。锻炼肌肉也就是锻炼骨骼。锻炼骨骼和协调性最好的方式是反重力运动，例如爬楼梯、走山路、适度举重、跳跃练习、跳舞、跑步、北欧式健走等。

4. 尽可能避免跌倒!

　　德国将近 30% 的老年人每年至少会跌倒一次,其中 50% 每年会跌倒数次,住在养老院的老年人跌倒的概率甚至更高。在这种情况下,跌倒引起骨折的概率为 2%~5%。由于骨质疏松患者的骨强度较低,骨折的风险极高,因此预防跌倒对他们来说尤其重要。通过对病史的全面调查,可以确定跌倒的主要风险因素如下:

- · 肌无力和运动障碍;
- · 行走障碍和平衡功能障碍;
- · 依赖辅助器具;
- · 关节炎;
- · 视力问题;
- · 抑郁症;
- · 认知障碍;
- · 害怕跌倒。

通过以下方法可以降低跌倒和骨折的风险：

· 调整用药；

· 行为训练；

· 提高身体的灵活性；

· 训练反应能力；

· 优化住宅环境；

· 优化辅助器具；

· 穿髋关节保护裤。

缺乏维生素 D 会引发肌无力，使人体协调性降低，从而导致跌倒和髋部骨折的发生。其他健康障碍和环境中的"绊脚石"，如肌肉松弛、动作协调障碍、动作不灵活、跌倒时缺少保护性反射或反应过慢、情绪激动、动作不协调、眩晕、短暂性昏厥、帕金森症、困倦（也可由药物引起）、视觉障碍、饮酒等也会增加骨质疏松患者骨折的风险。而且，镇静剂、抗焦虑药、抗抑郁药、降压药，以及安眠药尤其会增加跌倒的风险，削弱跌倒时的保护性反射。此外，如上文所述，在家里也有跌倒的风险，比如电线、楼梯、地毯边缘、浴室里缺少扶手或防滑垫、客厅照明不足等都可能成为跌倒的"元凶"。

增加老年人跌倒风险的因素

老年人身体机能下降	
肌无力	反应时间过长
体态问题	情绪激动或不安
行走障碍	害怕跌倒
弱视	
特殊的疾病和药物	
脑血管疾病	"断片"
帕金森病	尿失禁
多发性硬化症	镇静剂
关节炎	降压药
白内障或视网膜退化	过量饮酒
环境因素	
照明不足	地毯太滑
地板太滑或不平	天气不好
浴室没有扶手	地板上有电线或其他障碍物

5. 一定要停止吸烟！

实际上，主动戒烟能将骨质疏松的风险降低一半。每天抽一包烟的女性在更年期的骨量比不吸烟的女性的骨量低10%。

研究显示，吸烟者会较早地频繁经历椎体骨折和髋部骨折，骨折愈合的速度也比较慢。

髋部骨折主要的风险因素如下：

· 吸烟；

· （家族）病史；

· 股骨近端（靠近髋关节的大腿骨）骨密度较低；

· 体重过轻；

· 容易跌倒；

· 缺乏维生素 D 和蛋白质。

吸烟会以多种方式损害骨骼：

· 女性的雌激素分泌减少；

· 肝脏中雌性激素分解加快；

· 男性的睾丸素分泌减少；

· 肾上腺雄激素转化为雌激素的速率降低；

· 大量有毒物质会损害骨骼和骨细胞；

· 骨骼 / 骨髓中血流量减少；

· 肺功能受损，肺部氧合功能下降。

6. 消灭饮食中的"骨骼强盗"！

　　"骨骼强盗"往往不会立即表现出自己的"侵略性"，但随着摄入量的慢慢累积，尤其是在多种物质的共同作用下，它们会逐渐削弱我们的骨骼。

　　酒精：大量饮酒会抑制人体对骨骼原料的吸收，还会损害肝脏——它是促进维生素 D 在人体内转化的重要器官。此外，酒精也会对骨细胞造成直接伤害。酗酒者体内往往睾丸素含量较低，更易患骨质疏松。但少量饮酒不仅会提高人体的骨密度，还会降低骨折的风险。

　　咖啡因：咖啡因会增加尿液中钙离子的流失，这种症状在钙摄入量较少的人群中尤其明显。如果您不想限制自己的咖啡摄入量，可以在喝完咖啡后额外再喝一杯牛奶，平衡咖啡因导致的钙离子流失。可乐中的磷酸盐和糖会对人体造成更大的影响。

　　糖：在过去的 100 年中，人类对糖的摄入量增加了 1000 倍。如今，我们摄入的碳水化合物中有一半都是糖。糖是纯粹的热量来源，不会为人体提供任何营养物质和维生素。相反，糖在人体内的分解还会消耗许多重要的维生素，使更多钙、镁及其他矿物质元素通过肾脏排出体外。此外，糖还阻碍了肠道对钙的吸收，并刺激胃产生胃酸——胃酸也是人体的"骨骼强盗"。咖啡因、磷酸盐和糖组合在一起尤其会侵蚀我们的骨骼，比如加了大量糖的黑咖啡和含糖量高的汽水，它们都是真正的"骨骼杀手"。

过量酸性物质：我们的身体中含有大量的酸性物质，其中有些是身体自己产生的（乳酸、碳酸），有些是我们通过饮食摄入的（蛋白质、糖、脂肪）。我们的骨骼中含有大量的碱性盐，例如钙盐、钾盐、钠盐、镁盐等。当我们摄入的酸性物质过量时，身体就会自动消耗骨骼中的盐来维持血液中的酸碱平衡。人体的酸性 pH 值与骨质疏松密切相关，维持血液中的酸碱平衡才能有效预防骨质疏松。因此，除了富含钙元素的乳制品外，我们还要多吃碱性的水果和蔬菜，它们不仅能为人体提供更多的维生素，还含有充足的碱性物质，能够帮助我们维护身体的酸碱平衡。

7. 注意控制体重！

　　所有的研究都表明，骨质疏松与体重过轻有关。体重过轻的人摄入的能量太少，无法为骨骼提供足够的膳食纤维。如果一个人的体重比正常体重轻 10%，那他的股骨近端和桡骨骨折的风险将会增加两倍。所以，一个成功的健康方案应该考虑到身体的各个部分，其中也包括摄入足够的营养物质和膳食纤维。

8. 辨别影响骨骼健康的药物！

　　长期服用或注射某些药物会导致严重的骨质疏松，例如：

　　糖皮质激素：包括所有可的松衍生物，如泼尼松、地塞米松等。但短期使用软膏或喷雾进行局部治疗并不会有骨质疏松的风险。

　　甲状腺激素：甲状腺激素一般用于预防甲状腺肿或治疗甲状腺功能减退。但应避免过量服用，否则会在很长一段时间内导致骨质疏松，并有骨折的风险。

抗凝血剂：长期服用肝素、苯丙香豆素（Marcumar）等抗凝血剂也会引发严重的骨质疏松。

抗癫痫药物：同样，卡马西平等抗癫痫药物也会导致骨质流失或矿物质代谢紊乱。

其他药物：长期服用抗抑郁药、含锂的药物、袢利尿剂、噻唑烷二酮类、异烟肼等抗生素、含铝抗酸剂、质子泵抑制剂、芳香化酶抑制剂、细胞抑制剂等药物同样会影响骨骼健康。

必须检查病人是否正在服用损害骨骼的药物。如果可以确认，应采取诊断或预防措施，不必停止相关药物的治疗。

9. 辨别影响骨骼健康的疾病！

几乎所有医学领域中都有一些疾病与骨质流失或骨折风险增加有关。其中，骨质疏松风险较高的疾病为：

慢性关节炎：慢性关节炎是引发骨质疏松和骨折的典型代表。患者通常行动受限且体重不足，必须服用可的松进行治疗。

慢性肾功能不全：如果患者患有肾功能减退或肾结石等疾病，必须在体检时测定体内的钙和磷酸盐水平，检查维生素的代谢情况，必要时需要进行治疗（软骨病和导致人体钙元素水平下降的甲状旁腺功能亢进除外）。

慢性肺部疾病：慢性支气管炎和肺气肿尤其会增加骨质疏松的风险，一些用于治疗慢性肺部疾病的药物也会导致骨质疏松。

慢性心力衰竭：这种疾病会使人体活动受限，导致甲状旁腺功能亢进，从而增加骨质流失。因此，在心脏移植手术之前需要先进行几个月的固定治疗和双膦酸盐药物治疗，增加骨骼的强度。

糖尿病：糖尿病也会明显增加骨质疏松的风险。缺乏胰岛素会加速人体的骨吸收，同时会影响胶原蛋白的生成，受影响的主要是以口服药物进行治疗的糖尿病病人。此外，某些治疗糖尿病的药物（噻唑烷二酮类）也有可能导致骨质疏松。

炎症性肠病和胃肠道手术：这些疾病或手术会影响人体对钙和维生素的吸收，因此患者要注意摄入充足的营养物质和维生素。

10. 保持心情愉悦！

骨骼健康是由大脑通过神经、激素和体液的信号传递进行调节的。骨组织中还密布着纵横交错的神经纤维网络，控制骨骼的血液流动与骨骼重建。愉悦的心情不仅能让生活变得更轻松，还有利于骨骼的健康。据统计，乐观积极的人比消极沉闷的人拥有更加坚实的骨骼和更加强壮的肌肉。我们的骨骼并不是僵硬的材料，它很容易受到外界的影响——它是我们思想和灵魂的一面镜子。

保持健康骨骼的 6 个重要步骤：

· 不要吸烟，保持健康的生活习惯；

· 保持身体和精神的活跃；

· 吃富含蛋白质和钙质的食物；

· 经常摄入维生素 D；

· 保持积极乐观的精神状态；

· 根据自己的风险状况做 DXA 骨密度检测。

骨质疏松是一个沉默的"小偷"，它潜伏多年，直到发生骨折时才会显露出来。千万要警惕！

第六章

食谱：健康骨骼吃出来！

骨质疏松是一种与营养物质相关的疾病，可以通过适当的饮食予以调整。因此，我们要着重注意日常的饮食习惯——多吃蔬菜、鱼类和奶制品；少吃高糖、高油的食物。注重饮食健康就是注重骨骼问题，健康的食物也可以很美味，健康的骨骼会更加有力量。

1. 清脆爽口的沙拉

意大利沙拉（2 人份）

芝麻菜 100g	蘑菇 100g	橄榄油 2 汤匙
黑葡萄醋 1 汤匙	适量碘盐	适量现磨胡椒粉
10 个圣女果	50g 佩科里诺奶酪或帕尔玛奶酪	

芝麻菜和蘑菇洗净，芝麻菜沥干切成大块，蘑菇切成片状，放入盘中备用；将橄榄油、黑葡萄醋、盐和胡椒粉搅拌均匀后

浇在沙拉上，圣女果切成两半围边摆放，最后撒上粗磨的奶酪。

☆ 每份中含钙量约为395mg。

健身沙拉（4人份）

埃门塔尔奶酪250g	红辣椒2个	黄瓜半根
一捆小红萝卜	洋葱5个	葵花籽油2汤匙
醋1汤匙	适量碘盐	适量现磨胡椒粉

奶酪切成小块，蔬菜择好洗净切丁；将油、醋、盐和胡椒粉搅拌均匀，制成腌料；最后将所有材料混合均匀，充分腌制后食用。

☆ 每份中含钙量约为730mg。

春季蔬菜五彩拼盘（6人份）

罗马生菜370g	中等大小的胡萝卜3个
球茎茴香（约350g）1个	西芹1束
西葫芦2个	番茄3个
中等大小的洋葱1个 蛋黄2个	中辣芥末2汤匙
酸奶油1杯	苹果醋3汤匙
蜂蜜1/2茶匙	适量碘盐

适量现磨胡椒粉　　　　　　　　胡葱1个

　　蔬菜洗净切成条状，胡葱切末，放入碗中备用；将蛋黄、芥末和酸奶油搅拌均匀，加入苹果醋、蜂蜜、盐和胡椒粉调味；最后把酱汁浇在沙拉上食用。

　　☆ 每份中含钙量约为175mg。

2. 热菜

焗西蓝花（3人份）

西蓝花600g　　　　　　土豆400g　　　　　　适量碘盐

适量现磨胡椒粉　　　现磨肉豆蔻粉1小撮　　奶油1杯

牛奶（脂肪含量1.5%）250mL

磨碎的高达奶酪或贝尔培斯奶酪100g

　　西蓝花洗净择净，切成一口大小；土豆洗净削皮，切成薄片；把蔬菜铺在烤盘上，撒上盐、胡椒和肉豆蔻调味；牛奶与奶油混合，浇在蔬菜上，再撒上磨碎的奶酪；烤箱200℃烤

45 分钟，直至奶酪变成金黄色。

☆ 每份中含钙量约为 565mg。

辣椒船（2 人份）

红辣椒 2 个	马苏里拉芝士 150g	番茄 250g
新鲜罗勒叶 4 片	磨碎的帕尔玛奶酪 70g	适量碘盐
酸奶（脂肪含量 3.5%）50g	适量现磨胡椒粉	

先将蔬菜洗净，辣椒纵向切成两半，籽择干净；马苏里拉芝士切成小块，番茄去蒂切丁，罗勒叶切成细末；在切好的食材中加入帕尔玛奶酪和酸奶，用盐和胡椒粉调味，填入切成两半的辣椒中；烤箱 200℃烤 15 分钟。

☆ 每份中含钙量约为 785mg。

咖喱鸡（4 人份）

大洋葱 3 个	大胡萝卜 4 个	苹果 2 个
鸡胸肉片 500g	橄榄油 2 汤匙	咖喱 1 汤匙
适量碘盐	适量现磨胡椒粉	糖 1 汤匙
即食鸡汤 1 汤匙	葡萄干 2 汤匙	肉桂 1/2 茶匙

洋葱去皮切成小块，胡萝卜和苹果洗净削皮，切成条状备用，鸡胸肉冲洗干净后擦干，也切成条状；备好的原料用橄榄油大火翻炒后放入咖喱、盐和胡椒粉调味；锅中放糖，炒出糖色后倒入 5 汤匙水，加入即食鸡汤搅拌均匀；最后放入葡萄干和肉桂，小火炖煮约 20 分钟出锅。

咖喱鸡与米饭一起食用风味更佳。

☆ 每份中含钙量约为 80mg。

番茄香草蒜蓉意面（4 人份）

绿色宽面 250g	适量碘盐	橄榄油 1 汤匙
番茄 500g	大蒜 1 瓣	鼠尾草 2 片
欧芹 1 束	鸡蛋 3 个	奶油 1 杯
黄油 25g	磨碎的艾丹姆奶酪 200g	
适量卡宴辣椒粉		

面条在盐水中煮到弹牙，沥干水分后淋入橄榄油搅拌均匀；番茄洗净去蒂切丁，鼠尾草和欧芹洗净，和蒜瓣一起切成碎末，加入面条中混合均匀；鸡蛋和奶油搅打均匀后加入艾丹姆奶酪，再用辣椒粉调味；面条平铺在烤盘中，浇上调好的酱汁和黄油；烤箱 200℃烤 40 分钟。

☆ 每份中含钙量约为 515mg。

香焗芝士（4 人份）

鸡蛋 4 个　　　　　面粉 60g　　　　奶油 250g

牛奶（脂肪含量 1.5%）250mL　　　适量碘盐

适量现磨胡椒粉　　　　　　　辣椒粉 1 小撮

磨碎的奶酪（埃门塔尔奶酪／艾丹姆奶酪／太尔西特干酪／

高达奶酪）250g

将蛋清和蛋黄分离；面粉中加入奶油、牛奶和蛋黄，搅拌均匀，再放入磨碎的奶酪，撒上盐、胡椒粉和辣椒粉调味；蛋清打发，小心地加到蛋黄面糊中；烤盘刷油，倒入准备好的面糊，放入烤箱 100℃烤 10 分钟，210℃再烤 20 分钟，直到面糊变成金黄色。

☆ 每份中含钙量约为 850mg。

茄子船（4 人份）

中等大小的茄子 2 个　柠檬榨汁 1 个　　小葱 1 捆

蘑菇 250g　　　　葵花籽油 1 汤匙　　欧芹 1 束

适量碘盐　　　　　适量现磨胡椒粉　　酵母粉 1 小撮

全麦面包屑 2 汤匙　　　奶油 3 汤匙

马苏里拉芝士 100g　　　葵花籽 2 汤匙

　　茄子洗净，纵向切成两半，挖出茄肉；茄皮里撒上柠檬汁，用少量水煮 10 分钟，放在一边备用；茄肉切碎，葱和蘑菇洗净后切丁，热油小火微煎；欧芹洗净切碎，拌入馅料中，再加入盐、胡椒粉、酵母粉、面包屑和奶油，然后微微加热；马苏里拉芝士切成小块，加入馅料中；用馅料填满茄子的两半，烤盘刷油，放上茄子船，撒上葵花籽，烤箱 200℃烤 20 分钟。

　　☆ 每份中含钙量约为 200mg。

韭葱饼（4 人份）

全麦面粉 300g　　　夸克奶酪 250g　　　葵花籽油 5 汤匙

韭葱 4 根　　　　　鸡蛋 3 个　　　　　酸性奶油 300g

适量碘盐　　　　　适量现磨胡椒粉　　　磨碎的肉豆蔻 1 小撮

　　在面粉中加入夸克奶酪和葵花籽油揉成一个光滑的面团，放入刷好油的模具中，并将边缘压紧；韭葱择净洗净，切成环状，在平底锅中用少量油煸炒后铺在面团上；鸡蛋和酸性奶油搅拌均匀，加入盐、胡椒粉和肉豆蔻调味，也倒在韭葱饼上；将韭葱饼放入烤箱，200℃烤 45 分钟。

　　☆ 每份中含钙量约为 310mg。

烤球茎茴香配马苏里拉芝士（4 人份）

球茎茴香（约 700g）2 个　　　水 4 汤匙　　　　洋葱 1 个

大蒜 1 瓣　　　　番茄柿 500g　　　适量新鲜的混合香草

葵花籽油 1 汤匙　　马苏里拉芝士 125g

　　球茎茴香洗净，切成手指薄厚的片，下水焯烫 15 分钟后捞出，放入烤盘中；洋葱和大蒜去皮后切成细末，番茄洗净切丁，香草也切成细末，倒入热油中翻炒至软烂出汁；把酱汁倒在球茎茴香上，马苏里拉芝士沥干切片，也撒在上面，放入烤箱，200℃烤 15 分钟。

　　将这道菜作为前菜或与鱼类和肉类一起食用风味更佳。

　　☆ 每份中含钙量约为 330mg。

金平鲉鱼片配酸奶酱（2 人份）

面粉 2 汤匙　　　适量碘盐　　　　适量现磨胡椒粉

鸡蛋 1 个　　　　面包糠 40g　　　柠檬汁 3 汤匙

橄榄油 2 汤匙　　大番茄 1 个　　　黄瓜 1 根

球茎茴香 1/2 个　　　　小葱 1 捆　　　酸性奶油 100g

新鲜的百里香 1/2 茶匙　酸奶（脂肪含量 1.5 %）300g

金平鲉鱼片（每片约 200g）2 片

准备好三个盘子；面粉和百里香在一个盘子中混合均匀，加入一小撮盐和胡椒粉；鸡蛋在另一个盘子中打散，再在一个盘子里倒入面包糠；鱼片洗净擦干，两面淋上柠檬汁，分别裹上面粉、鸡蛋液和面包糠；热油下入鱼片，每面中火煎 5 分钟；将洗净的蔬菜和小葱切成细末，加入酸奶、酸性奶油、盐和胡椒粉混合均匀；最后将鱼片蘸上调好的酱汁一起食用。

这道菜搭配煮土豆或者新鲜的全麦法棍面包风味更佳。

☆ 每份中含钙量约为 470mg。

奶酪面疙瘩（4 人份）

面粉 500g　　　　　碘盐 2 小撮　　　　鸡蛋 4 个

水 250mL　　　　　洋葱 300g　　　　　黄油 25g

葵花籽油 1 汤匙　　现磨胡椒粉

磨碎的艾门塔尔奶酪 250g

将面粉、盐、鸡蛋和足量的水混合，搅拌成黏稠的面糊，面糊搅打起泡后盖上盖子静置约 30 分钟；面糊醒发的过程中将洋葱清洗干净并切丁，平底锅中放入葵花籽油和黄油，黄油融化后倒入洋葱丁，小火翻炒约 20 分钟，直到洋葱变软呈现金黄色；锅中倒水煮开，将面糊缓慢倒入漏勺（或德国的漏面器）中，用刮刀将面糊抹匀，使面疙瘩落入开水中；当面疙瘩漂浮到水面时用漏勺捞出，沥干水分；在已经预热的碗中铺上一层面疙瘩，放上一层奶酪碎，再铺一层洋葱丁，以此类推，在每层都撒上一点胡椒粉；最后把所有食材搅拌均匀就可以食用了。

与当季沙拉一起食用风味更佳。

☆ 每份中含钙量约为 765mg。

3. 解馋零食

能量面包（1 人份）

全麦面包 1 片　　　　　　山羊奶酪 30g

新鲜的无花果 1 个　　　　切碎的核桃仁 1 茶匙

将全麦面包切成两半，放上芝士片；无花果削皮，切成薄片，也放在面包上；最后撒上核桃碎。

☆ 每份中含钙量约为 380mg。

芝士华夫饼（约 12 块）

黄油 100g　　　　　鸡蛋 3 个　　　　　面粉 250g

适量碘盐　　　　　适量现磨胡椒粉　　酪乳 150mL

切碎的欧芹 1 茶匙　牛奶（脂肪含量 1.5%）500mL

磨碎的奶酪（埃门塔尔奶酪 / 艾丹姆奶酪 / 高达奶酪 / 太尔西特干酪）200g

黄油在锅中加热融化后冷却片刻；面粉中加入少量盐和胡椒粉；将蛋黄和蛋清分离，蛋黄中倒入酪乳和牛奶，加入面粉搅拌均匀，然后放入欧芹碎、奶酪碎和融化的黄油；蛋清打发，小心地加入面糊中拌匀；将面糊倒入华夫饼机，烤至华夫饼呈现金黄色。

☆ 1 个华夫饼中含钙量约为 260mg。

胡萝卜酱配全麦面包（2 人份）

胡萝卜 200g　　　小葱 1 捆　　　　　低脂夸克奶酪 150g

酸性奶油 1 汤匙　鲜榨柠檬汁 1 汤匙　全麦面包 4 片

适量碘盐　　　　　适量现磨胡椒粉

胡萝卜洗净削皮擦碎，小葱洗净切成细圈；将夸克奶酪、酸奶油和柠檬汁混合，搅拌成奶油状；奶油中加入胡萝卜和小葱搅拌均匀，用盐和胡椒粉调味。

当然，胡萝卜酱可以抹在全麦面包上食用，也可以作为蔬菜沙拉拼盘的蘸料。

☆ 每份中含钙量约为 175mg。

奶酪饼干（约 25 块）

面粉 250g　　　　泡打粉 1 小包　　　碘盐 1 茶匙

黄油 60g　　　酪乳 150mL

混合香草（如小葱、罗勒、欧芹、峨参等）1 汤匙

磨碎的奶酪（埃门塔尔奶酪／艾丹姆奶酪／太尔西特干酪／

高达奶酪）60g

面粉中加入泡打粉、盐、切碎的香草、黄油和奶酪，一边揉面一边加入酪乳，直到揉成一个光滑的面团；面团抹上面粉，擀成约 1cm 厚的面饼，用喜欢的模具压出形状；将饼干摆放在铺好纸的烤盘上，刷上少许酪乳，入烤箱 220℃烘烤 10 分钟，

直到饼干变成金黄色。

☆ 每份奶酪饼干的含钙量约为 1125mg，即每块饼干的含钙量约 45mg。

4. 低卡甜品

覆盆子果汁冰激凌（3 人份）

冷冻覆盆子 300g　　　　　　奶油 50g　　　　杏仁条 50g

酸奶（脂肪含量 3.5%）300g　糖（根据个人喜好添加）

将冷冻的覆盆子、酸奶和奶油一起碾碎成泥，加糖调味，加入杏仁条搅拌均匀，放入冰箱冷藏后食用。

☆ 每份中含钙量约为 225mg（不加糖）。

橙子夸克（1 人份）

蜂蜜 1 汤匙　　　　　　夸克奶酪 150g　　　　橙子 1 个

全麦燕麦片 2 汤匙　　牛奶（脂肪含量 1.5%）50mL

将蜂蜜溶解在牛奶中，和夸克奶酪在一个小碗中搅拌均匀，加入燕麦片；橙子去皮切片，去掉橘络，切成一口大小，小心地混入夸克奶酪中。

☆ 每份中含钙量约为 305mg。

巧克力榛子酸奶（2人份）

全脂牛奶巧克力 50g	酸奶（脂肪含量 3.5%）300g
榛子碎 100g	奶油 2 汤匙

巧克力切碎，和酸奶、榛子碎一起放进破壁机中搅打细腻，加入奶油混合均匀，冰箱冷藏约 30 分钟。

☆ 每份中含钙量约为 375mg。

小麦糁水果布丁（4人份）

糖 50g	匙奶油 2 汤	猕猴桃 2 个
香蕉 2 根	坚果酱 2 汤匙	加碘盐 1 小撮
硬质小麦糁 120g	牛奶（脂肪含量 1.5%）750mL	
酸奶（脂肪含量 3.5%）450g		

牛奶中加入糖和盐煮沸，慢慢加入小麦糁充分搅拌均匀，

直到不再有结块，盖上盖子小火加热约 5 分钟；加入酸奶、奶油、坚果酱，用打蛋器充分混合均匀，分成 4 小碗；香蕉和猕猴桃去皮，切成片状，铺在布丁上。

☆ 每份中含钙量约为 420mg。

5. 补钙饮品

香橙果奶（3 人份）

橙汁 250mL	少许糖（根据个人喜好添加）
牛奶（脂肪含量 1.5%）250mL	酸奶（脂肪含量 1.5%）250g

将所有材料混合均匀，根据口味加入适量糖，放入冰箱冷藏后食用。

☆ 每份中含钙量约为 245mg（不加糖）。

榅桲养生奶（1 人份）

中等大小的榅桲 1 个	鲜榨苹果汁 125mL	蔷薇果泥 1 汤匙
丁香粉 1 小撮	少许糖粉（根据个人喜好添加）	
牛奶（脂肪含量 1.5%）200mL		

楜梓洗净去核，切成薄片；锅中加入楜梓果肉和苹果汁，根据口味添加适量糖粉，炖煮至楜梓变软；过筛后在果汁中拌入蔷薇果泥，倒入牛奶，用力搅拌；将饮品倒入玻璃杯中，撒上丁香粉。

☆ 每份中含钙量约为 265mg（不加糖）。

水果奶昔（1 人份）

覆盆子/鲜香蕉片/蓝莓/樱桃 1 捧　牛奶（脂肪含量 1.5%）125mL
原味酸奶或果味酸奶 150g　　糖或蜂蜜 1 茶匙　　冰块 2 块

水果洗净，和牛奶、酸奶、糖（或蜂蜜）一起搅拌均匀；将奶昔倒入玻璃杯，加入冰块，放上水果点缀。

☆ 每份草莓奶昔中含钙量约为 370mg。

香蕉冷饮（2 人份）

香蕉 1 根　　　糖 1 汤匙　　香草冰激凌 2 个
鲜榨柠檬汁 1 汤匙　牛奶（脂肪含量 1.5%）500mL

香蕉去皮切片，和香草冰激凌、糖、柠檬汁、牛奶一起用破壁机搅打均匀，倒入玻璃杯中。

☆ 每份中含钙量约为 360mg。

苹果酸奶奶昔（1人份）

苹果 1 个　　　　　　麦麸 1 汤匙　　　　苹果汁 10mL

酸奶（脂肪含量 1.5%）125g　　蜂蜜（根据个人喜好添加）

苹果洗净削皮去核，和酸奶、麦麸、苹果汁（可根据个人口味添加适量蜂蜜）一起用破壁机搅打均匀，倒入玻璃杯中。

☆ 每份中含钙量约为 180mg（不加蜂蜜）。

绿色旖梦（4人份）

酪乳 800mL　　　鲜榨柠檬汁（半个柠檬）　　　适量碘盐

新鲜香草（根据口味选择，如水芹、欧芹和小葱）6~8 汤匙

适量现磨胡椒粉

香草洗净，切成细末，和酪乳混合均匀，加入盐、柠檬汁和胡椒粉调味，倒入玻璃杯，放入冰箱冷藏后食用。

☆ 每份中含钙量约为 260mg。

香蕉坚果奶（1 人份）

香蕉 1 根　　　鲜榨柠檬汁 1 汤匙　　　　　　榛子碎 30g

酸性奶油 7 汤匙　牛奶（脂肪含量 1.5%）250mL　肉桂 1 小撮

蜂蜜（根据个人喜好添加）

香蕉去皮切片，和柠檬汁、榛子碎、酸性奶油一起放入破壁机中搅打均匀，倒入冷牛奶，根据个人口味添加少许蜂蜜；将饮品倒入玻璃杯中，撒上少许肉桂粉。

☆ 每份中含钙量约为 600mg（不加蜂蜜）。

开菲尔胡萝卜酸乳酒（4 人份）

胡萝卜 500g　中等大小的苹果 1 个　开菲尔酸乳酒 500g

适量碘盐　　　适量现磨胡椒粉　　　鲜榨柠檬汁(半个柠檬）

少许新鲜欧芹碎　糖（根据个人喜好添加）1 小撮

胡萝卜洗净削皮，放入破壁机中搅打细腻；苹果洗净削皮去核，擦成细丝；将胡萝卜泥、苹果丝和开菲尔酸乳酒搅拌均匀，加入柠檬汁、盐和胡椒粉调味，根据个人口味加入少许糖，倒入玻璃杯中，撒上少许欧芹碎做装饰。

☆ 每份中含钙量约为 200mg（不加糖）。

黑莓果奶（2人份）

黑莓（新鲜或冷冻均可）400g　　香草冰激凌 50g

蜂蜜 1 茶匙　　　　　　　　　牛奶（脂肪含量 1.5 %）500mL

奶油 1 汤匙　　　　　　　　　新鲜薄荷叶 2 片

将黑莓洗净后小心擦干，和冰激凌、蜂蜜、牛奶、奶油一起用破壁机搅打均匀，倒入玻璃杯中，放上薄荷叶点缀。

☆ 每份中含钙量约为 420mg。

第七章

和约翰娜·费尔纳一起锻炼

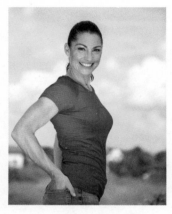

◆ 健身专家约翰娜·费尔纳

每个人都可以将锻炼融入自己的日常生活，而不必花费太多时间。正如一句美国的谚语所说："Use 'em or lose 'em!"（"用进废退！"）在居家办公、出行限制和数字化的时代，锻炼关乎着我们每一个人的身体健康。

首先，请您认真阅读本章的建议，然后着手进行这个为您量身打造的运动方案。请谨记：要坚持锻炼自己的骨骼，不要等到身体出现问题才去锻炼。

1. 锻炼的时间和地点

每个人都有自己的生物钟。可能您的邻居习惯每天早上慢跑半小时，但如果您早起困难的话，也可以选择将锻炼时间安排在下午或者晚上。原则上，每天运动半小时是最理想的状态。但如果这个时间对您来说太长，您也可以把走路和走楼梯的时间计算在内。想想自己平时都有什么机会参加运动？由于这个选择范围很广，在您完全决定之前，还要考虑到以下几点：

· 您是更愿意一个人运动，还是更愿意和朋友、家人一起运动？

· 您是更喜欢去健身房，还是更喜欢去体育俱乐部？

· 您是更喜欢室内运动，还是更喜欢室外运动？

关于耐力运动的建议

如果您已经患有骨质疏松，应该尽量避免弹跳运动和急停运动，例如打排球、打壁球、慢跑等；比较适合您的是反重力运动，远足、北欧式健走、散步、跳舞、越野滑雪和打高尔夫都能够极大地促进骨骼的重建过程。此外，您也可以通过骑车和游泳增强肌肉力量，舒缓关节的压力。

2. 锻炼的内容

如果您已经患有明显的骨质疏松，应该在开始运动前询问医生或理疗师哪些运动适合您。请谨记：在运动时千万不能产生疼痛的感觉！

热身运动：热身运动非常有必要，可以让我们的肌肉和血液循环做好准备。

力量训练：力量训练也很关键，它不仅可以锻炼肌肉，还能增强骨骼力量。

拉伸运动：拉伸肌肉和筋膜可以增加身体的灵活性和舒适度，在锻炼结束时做一些拉伸运动也能让身体感觉更放松。

平衡训练：从 30 岁开始，人体会逐渐丧失平衡能力，但人体内的许多补偿机制可以弥补这种不足。所以，这个问题只有在年老时其他感官（视力和听力）衰退的时候才会表现出来，其结果一般就是摔倒骨折。

最重要的是骨骼周围纯肌肉力量的锻炼，能够极大地刺激新骨的生成。重力是生物进化的必要因素，

可以促进骨骼形成，使动物能够从水中跳到陆地，
在陆地上快速移动。

约翰娜·费尔纳是健身方面的专家，也是身体力量和精神
力量方面的教练，因为在电视上的活跃表现而为大众所熟知。
她在下面的章节中为您整理出了一个锻炼方案，一方面可以锻
炼您的肌肉和骨骼，另一方面也能让您从中找到运动的乐趣。
我们的口号是：

> 生命在于运动，运动意味着改变，只有愿意改变
> 的人才能有所作为。

3. 为您量身打造锻炼方案

有了强健的骨骼，您不仅可以避免身体受伤和疼痛，还能
为更加健康的生活方式打下基础。特别是当您不再年轻的时候，

骨骼系统可以支撑您的身体，从内部给予您能量。

为此，您可以通过体育锻炼增强骨骼力量。但在这里强调一点，平衡训练是在老年视力和听力等衰退时才表现出来，可算作特殊情况。因此我们可以将"骨骼能量"锻炼方案主要分为三个部分，分别是热身运动、力量训练和拉伸运动。

随着年龄的增长，人体的平衡能力会下降，即使是最好的运动员也有可能变得蹒跚。在运动的时候，应该穿防滑的运动鞋和透气舒适的衣物，要确保周围没有桌子、柜子一类的尖锐物体。

热身运动

热身运动包括关节活动、感官激活、平衡训练、有氧热身和筋膜拉伸。

①关节活动

在每次运动前都要进行充分的热身，让身体为接下来的训练做好准备。热身时要尽可能达到关节的最大活动范围，刺激关节产生关节滑液，让关节变得更加灵活，为运动做好准备。

　　此外，人体关节内还有许多受体和运动息息相关，我们也可以通过活动关节激活这些受体。

　　②感官激活

　　运动产生于大脑，所有的运动都是由大脑控制的，但大脑和导航系统一样只能控制事先存储的内容。也就是说，我们需要先存储信息，然后才能进行调取。如果系统长时间没有更新，地图上就会出现一片空白，使我们陷入困境。

　　我们的身体中分布着各种各样的受体。它们位于筋膜、关节和肌肉中，接收来自身体的信息。这些信息通过神经传导到大脑中进行处理，然后再由大脑通过神经向身体发送指令。整个过程都是在无意识状态下进行的，大约每千分之一毫秒发生一次。

　　如果传导到大脑的信息不清晰或者大脑经过处理产生了模糊的画面，那么大脑向身体发送的指令也会相应减少。这种情况一般发生在摔倒、手术和其他创伤性经历之后，或者单纯只是因为长期缺乏运动。

 我们的大脑需要有预测安全性的能力。

如果大脑认为某一行为不安全或者没有必要，就不会向肌肉发送收紧的指令。相反，为了保护自己，它还会让肌肉放松。这样一来，身体先是变得缩手缩脚，最后完全放弃锻炼。肌肉长时间不运动，会使关节变得僵硬，最终形成恶性循环。

我们可以观察一下自己的双脚。它们一年四季都被装在皮质的"棺材"里，如果我们不经常光脚走路或者做一些脚部运动的话，就会渐渐失去对它们的控制。脚是一切的基础，如果脚出了问题，可能会通过腿部和髋部影响到我们的背部。

锻炼大脑的预测能力可以提高运动安全性、防止受伤。也就是说，我们希望可以增强身体意识和左右脑的相互协作，从而提高大脑对身体各个部位的控制力。我们对身体细节（例如各个脚趾的协调）的控制能力越强，运动过程就越安全，关节和脊柱也会更加灵活和稳定。而且，这样的练习还能消除疲劳，提高专注力，让我们感受到运动的乐趣。

如果您能有意识地进行锻炼，身体也就能在跌倒等突发情况下更好地做出反应。在快要跌倒时，我们根本来不及有意识地调整脚步，保持双腿协调和膝关节稳定，这一系列动作都是在无意识状态下自动发生的。因此，您对身体的控制能力越强，身体也就越能在这种情况下及时地做出反应。

③平衡训练

平衡训练是一项很好的热身运动，它要求身体各部分相互协调，肌肉保持活跃，注意力高度集中。如果您想挑战更高难度的平衡训练，可以尝试在练习时思考一些别的事情。训练时注意力越集中，练习效果就越好。

生活小建议：平时单腿站立刷牙能锻炼身体的平衡能力。

④有氧热身

有氧热身可以提高身体的温度，刺激心血管系统，促进血液循环，使肌肉获得更多氧气、营养物质和能量。

⑤筋膜拉伸

肌肉收缩能够促进骨骼和筋膜的生长。比如我们在治疗骨折时常常会用电流刺激相应部位，使身体产生更多含有矿物盐的固态胶原纤维，促进骨骼的生成和愈合。同样，身体在进行筋膜拉伸等运动时也会产生这种刺激。筋膜是一种胶原蛋白结缔组织，包覆人体的每块骨（骨膜）、每块肌肉、每个器官和每条神经，其中包裹肌肉的筋膜较薄，类似鸡肉上的那层白膜。

每条肌纤维和肌束外缘都包裹着一层筋膜，这些结缔组织在肌肉末端汇聚在一起，形成肌腱。也就是说，肌腱是筋膜的另一种表现形式。而肌腱又附着在另一层筋膜——也就是骨膜上，所以拉伸筋膜对我们的骨骼有一定的牵引作用。

我们不能孤立地看待这个整体。筋膜组织是一个相互关联的系统，就好像人体的一件紧身衣，往往牵一发而动全身。所以，我们希望通过筋膜拉伸尽可能地实现整个身体的舒展和牵引。

力量训练

在力量训练的过程中要注意动态和静态练习交替进行。我们的口号是：要给自己施加压力！骨骼只有受到压力才会变得更加强壮——压力通过肌肉的力量训练会刺激人体分泌更多的关节滑液；它们被骨膜吸收后传送至骨骼，有利于骨骼的形成。

①动态训练和静态训练

在接下来的训练中，我们将尽可能锻炼全身的肌肉。

我们的肌肉共有两种基本的运动方式，分别是动态运动和静态运动。您既可以通过一系列动作进行动态训练，也可以单纯通过收紧肌肉进行静态训练。为了达到更好的训练效果，建议您两种方式交替使用，让身体的肌肉都能得到不同形式的锻炼。

②功能性训练

功能性训练是一种为日常生活提供保障的训练，可以提高日常身体的活动能力。和其他单一的力量训练不同，功能性训练不是只针对肱二头肌或者腿部伸肌，而是涉及多个肌肉群。

以深蹲为例，我们每天坐下和站起来都需要深蹲。深蹲训练可以让我们的整个腿部和臀部肌肉保持活跃，如果训练得当，还能锻炼背部和手臂的力量。

这样一来，我们既能从一项运动中最大化获益，又节省了时间。但每一项训练都有锻炼的重点，比如深蹲锻炼的就是腿部和臀部的肌肉。

现在，功能性训练已经成为体育运动中的一项基础性训练，常常需要绳索、壶铃、沙袋等器材来辅助。但对于新手来说，自身的体重已经足够了，特别是在家没有教练指导的情况下，不使用器材是最安全的方式。

拉伸运动

我们方案中的拉伸运动可以舒展人体因久坐而容易缩短的部位，例如胸部、前肩、双腿后侧等。此外，拉伸运动也代表着一个训练环节的结束。

❗关于运动的建议

无论您是骨质疏松患者，还是出于预防目的想要增强骨质，两级难度的锻炼方案都能给您带来较好的健身体验。

等级1的难度比较简单，等级2是每项练习的进阶版，您可以根据运动的情况选择适合自己的难度。在不同的练习中，您选择的难度等级可能会有所不同。

如果您觉得练习比较简单，可以立刻增加难度；同样，如果您不太适应较高难度，也可以先从简单的练起。

注意在挑战自己的同时不要超负荷训练。

练习的过程中一般可以感受到肌肉的收紧和拉伸。但如果您感觉到疼痛，请立刻停止训练。在必要情况下，甚至可以去掉那些对您身体不利的运动。

如果在练习中有不确定的地方，请咨询教练、理疗师或者您的医生。

遵循每项练习的练习指南。

保持均匀呼吸。

4. 锻炼流程概览

· 关节活动；

· 感官激活；

· 平衡训练；

· 有氧热身；

· 筋膜拉伸；

· 力量训练（动态训练、静态训练、功能性训练）；

· 拉伸运动。

　　每次运动开始前要先进行热身。热身已经成为锻炼的一个组成部分，能够让我们的身体和心理都做好准备，更好地进入运动状态。

　　关节活动可以刺激产生关节滑液，激活关节中相应的受体。

　　感官激活有助于提高我们对锻炼部位的感受能力和控制能力，将注意力从日常的杂务中抽离出来，更多地集中在"此时此刻"。一些简单的运动还可以促进血液循环。

　　筋膜拉伸可以增加身体的活动范围，让肌肉得到充分的伸展。

　　力量训练是锻炼骨骼的重要一环。在训练过程中，应该给肌肉施加充足的压力，刺激肌肉的生长。所以如果您在训练的最后几秒钟感觉很吃力，说明您的训练方法是完全正确的。

请您在锻炼时遵循我们的训练指南，确保训练动作的正确性。

力量训练指南：每一项训练都要严格按照训练指南进行，首先是动态训练，然后是静态训练，整轮完成后重复一至四次不等。次数的增加要循序渐进，开始时每项训练先进行一次，如果您感觉比较轻松，可以慢慢将训练增加至两次、三次、四次。

拉伸运动：拉伸运动一般安排在训练结束时，可以锻炼我们日常生活中的坐位平衡。

做好准备

首先要确保有充足的训练空间，或者也可以将训练安排在室外。

准备好运动服、一条运动毛巾和一张瑜伽垫，难度较低的练习还需要一把椅子、一张长凳、一张桌子或者其他类似的物品。

可以根据个人喜好放一些音乐，能对锻炼起到良好的促进作用。可以事先准备好音乐，保存在播放列表里。

锻炼时长

要将锻炼当作我们生活的一部分，提前规划好适合自己的锻炼时间，并将它列入我们每日的日程中。

每个人都有自己的生物钟，要听从自己身体的指示。如果您早上、中午、晚上都有时间，最好可以选择一天中精力最充沛的时候；如果您的时间比较紧张，那就选择锻炼可行性比较高的时候。

理想状态下，最好每天都能根据我们的方案进行锻炼；如果时间不允许的话，也要保证每周至少锻炼三次。这样才能达到锻炼效果。整个训练大约耗时 10 分钟，如果您想加大强度，可以在热身运动后连续做两到四轮的力量训练，连续四轮的训练总时长约为 25 分钟。最后记得还要做拉伸运动。

运动总比不动好。如果条件允许，您可以把对身体特别有好处或者有额外练习需求的运动融入日常生活中，例如刷牙时、起床后或者其他的一些琐碎时间；每天散步、短距离步行或者骑自行车也都是不错的选择。

您还可以在附近找一个有教练指导的运动小组，和他们一起锻炼。

耐力运动最好每周两次，每次半小时。如果这对您来说太难，也可以慢慢增加难度，先从 10 分钟开始，然后过渡到 15 分钟，以此类推。这样选择锻炼强度可以让您坚持更长的时间。

额外的耐力训练

额外的耐力训练可以促进人体的新陈代谢，加快骨骼和肌肉中的血液流动。反重力运动可以给骨骼施加生长所需的压力。

比较理想的运动类型有（北欧式）健走、越野滑雪和跳舞。

而由于缺少反重力因素，骑自行车、水中有氧操、游泳和划船等运动促进骨骼重建的效果比较有限，但它们可以锻炼关节，提高人体的耐受力。

如果您想预防骨质疏松而且身体状态足够稳定，可以选择慢跑和快速伸缩复合训练（快速伸缩复合训练就是对弹跳能力和落地能力的训练），身体落地产生的负载也会给骨骼施加压力，但要保证训练方式的正确性。

如果您已经患有骨质疏松，必须要避免弹跳运动和急停运动，因此不建议您打排球、打壁球、踢足球或者慢跑。

额外的力量训练

额外负重的力量训练可以有效增强骨骼，但要注意训练方式的正确性，建议在教练的指导下进行。教练会帮助您找到正确的训练方法，制订训练计划并改正错误的动作。您可以在健身房或私人健身工作室找到优秀的健身教练，也可以聘请私人教练上门指导，或者进行线上学习。

 适度运动建议

俗话说："过犹不及。"过度训练会导致骨质疏松。如果身体的再生能力下降，新陈代谢无法达到最佳状态，运动的时候就很容易受伤，所以在制订运动计划的时候一定要多加注意。当然，如果您能够按照我们的运动方案进行锻炼，也就没什么好担心的了。我在这里谈到的适度运动主要是针对那些运动强度非常大，但又希望保持骨骼健康的运动员。

希望您在我们的"骨骼能量"运动方案中享受运动的快乐！

5. 热身运动练习

关节活动和感官激活练习主要包括：

难度等级 1：坐位练习。

难度等级 2：站立练习。

关节活动练习

动作放缓，尽可能做到最大幅度。

（1）踝关节环绕

踝关节绕圈，向左向右各旋转 4 次，然后换脚。

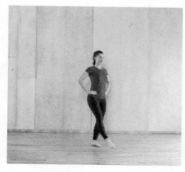 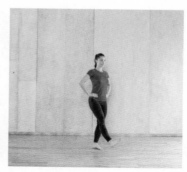

◆ 图 7-1.a　　　　　◆ 图 7-1.b

（2）髋关节环绕

弯曲腿部由内向外环绕，想象自己的膝盖正在画圈。每条
腿 8 次。

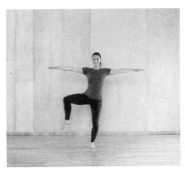

◆ 图 7-2.a

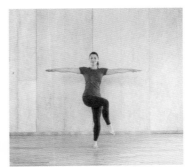

◆ 图 7-2.b

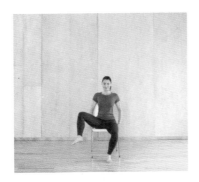

◆ 图 7-2.c

（3）肩部环绕

肩膀向后画圈，重复8次。

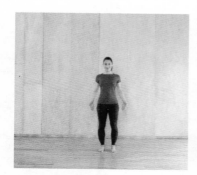

◆ 图7-3.a

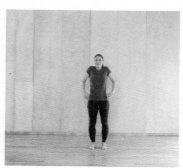

◆ 图7-3.b

（4）脊柱延展

上身向前弯曲45度，双手放在大腿上，然后身体向后延展，重复8次。

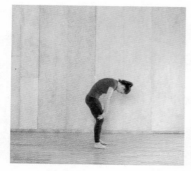

◆ 图7-4.a

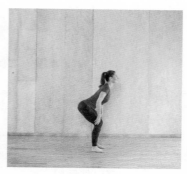

◆ 图7-4.b

（5）腕关节环绕

身体直立，手臂伸展，双手握拳。手腕向左向右各旋转4次。

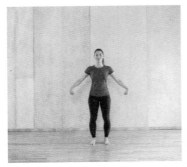
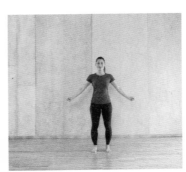

◆ 图 7-5.*a*　　　　　◆ 图 7-5.b

感官激活练习

（1）双手交叉碰膝

难度等级1：**站立练习**（图 7-6.a，图 7-6.b）。

难度等级2：**坐位练习**（图 7-6.c）。

双臂举向斜上方，微微弯曲。抬起左膝，放下右臂，用右手去摸左膝，然后回到起始

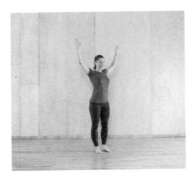

◆ 图 7-6.*a*

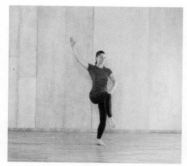

◆ 图 7-6.b

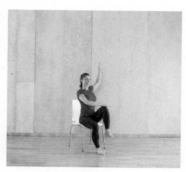

◆ 图 7-6.c

位置。左右交替进行 20 次，练习时要注意保持身体的律动性。

（2）双脚抓握练习

难度等级 1：站立练习（图 7-7.a，图 7-7.b）。

难度等级 2：坐位练习（图 7-7.c）。

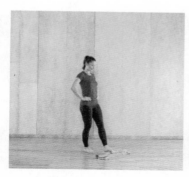

◆ 图 7-7.a

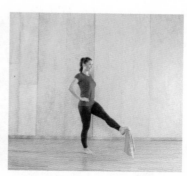

◆ 图 7-7.b

用脚抓起地上的毛巾，然后松开。每只脚练习5次。

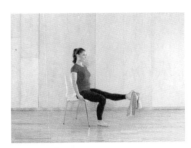

◆ 图 7-7.c

平衡训练

飞翔式练习

身体自然站立，膝盖微微弯曲，身体向前倾斜45度。

手臂向两侧伸展，肩膀下压，略向后扩，向后伸出一条腿，和上身保持一条直线。

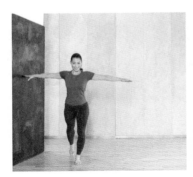

◆ 图 7-8.a

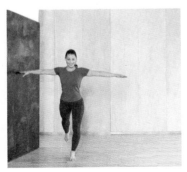

◆ 图 7-8.b

保持这个姿势 15 秒，稍稍休息后换另一边。

难度等级 1：后腿脚尖支撑地面，或者用一只手扶住桌子或墙（图 7-8.a）。

难度等级 2：抬起后腿，不要用手支撑（图 7-8.b）。

有氧热身练习

原地走步 / 慢跑

在原地走步（难度等级 1）或慢跑（难度等级 2），过程中要保持双臂摆动，耗时 1 分钟。

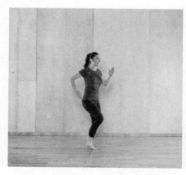

◆ 图 7-9.a

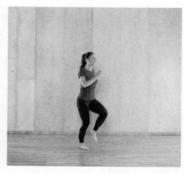

◆ 图 7-9.b

6. 筋膜拉伸练习

侧向拉伸

难度等级 1：坐位练习，双脚踩在地面上（图 7–10.a）。

难度等级 2：两条腿前后分开，右腿在前，左腿在后，微微交叉，双脚踩在地面上，脚趾向前。前腿膝盖弯曲，后腿伸直，身体保持直立（图 7–10.b）。

难度等级 1 和难度等级 2：挺直后背，左臂向上伸直，手指伸展，想象自己在够什么东西。

上半身向右倾斜，左臂向右做拉伸动作，头部和脊柱保持一条直线，转头看向地面，感受身体侧面的拉伸，20 秒后换另一边。

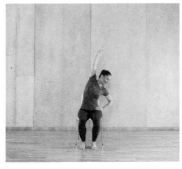

◆ 图 7–10.a

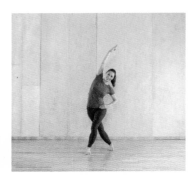

◆ 图 7–10.b

7. 力量增强练习

（1）深蹲练习

锻炼部位：腿部、臀部和髋部肌肉。

难度等级1：坐在椅子的边缘，两腿分开，与肩同宽。脚尖略微向外打开，后背挺直。双臂向前伸展，与肩同高。上半身略微前倾，直视前方（图7-11.a）。

慢慢站起来，放下手臂，保持膝盖微微弯曲（图7-11.b）。

回到起始位置。

难度等级2：两腿分开，与肩同宽，双臂向上伸展呈V形。（图7-11.c）。

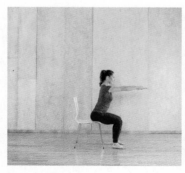

◆ 图7-11.a

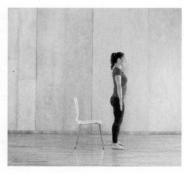

◆ 图7-11.b

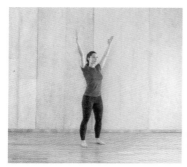

◆ 图 7-11.c

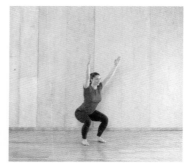

◆ 图 7-11.d

　　臀部慢慢向下坐，膝盖方向和脚尖方向一致（不能内扣或者外扩），直视前方，想象自己正坐在一把椅子上（图 7-11.d）。

回到起始位置。

动作重复 20 次。

（2）静态深蹲

　　锻炼部位：腿部、臀部和髋部肌肉。

　　难度等级 1：后背靠墙，膝盖弯曲，双腿小步向前移动，直到变成图 7-12 中的姿势。将后脑勺、后背、肩膀和腰部都

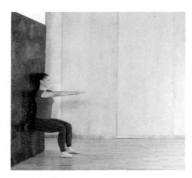

◆ 图 7-12

贴在墙面上，膝盖和髋部呈 90 度，双臂向前伸展，与肩同高。

难度等级 2：保持图 7-11.d 的深蹲姿势。

时长：20 秒。

（3）俯卧撑

锻炼部位：胸部和躯干

难度等级 1：双臂打开，略比肩宽，支撑在固定的桌子上，双脚向后移，保持身体略微倾斜（图 7-13.a）。

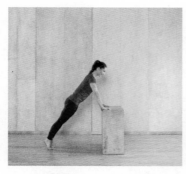

◆ 图 7-13.a

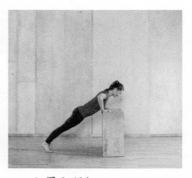

◆ 图 7-13.b

难度等级 2：双手支撑在地面上，膝盖弯曲（图 7-13.c）。

进阶版：双腿伸直（图 7-13.e）。

难度等级 1 和难度等级 2：指尖和手掌相互按压，活动手部肌肉。指尖略微向内，肩部和手腕保持一条直线，肩部略微向前，

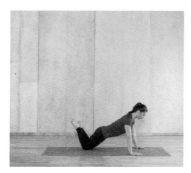

◆ 图 7-13.c

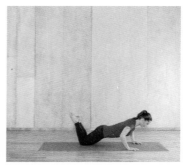

◆ 图 7-13.d

头部、上身和双腿也要在一条直线上。腹部和臀部收紧，小腿和双脚相互平行。

弯曲双臂（图 7-13.b 和图 7-13.d），然后回到原位（图 7-13.a 和图 7-13.c）。

动作重复 10 次。

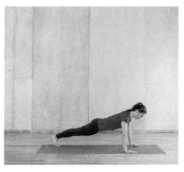

◆ 图 7-13.e

（4）静态互推

锻炼部位：胸部。

难度等级 1：坐位练习。将左手放在右手掌心上，两只手紧紧地按在一起。肩部下压，微微向前，挺胸收腹（图 7-14.a）。

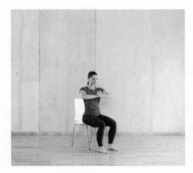

◆ 图 7-14.a

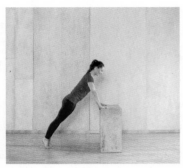

◆ 图 7-14.b

坚持 15 秒，稍微休息一会儿后换另一边：现在把左手放在右手掌心上按紧 15 秒。

难度等级 2：保持练习（图 7-13.a 或图 7-13.d）中的俯卧撑姿势不动（图 7-14.b 或图 7-14.c）。

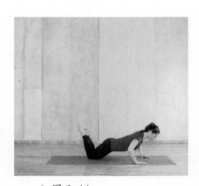

◆ 图 7-14.c

进阶版：保持图 7-13.e 的姿势不动。

坚持 15 秒。

（5）泳姿划臂

锻炼部位：**背部。**

难度等级1：坐位练习。双脚分开，与肩同宽，脚尖微微向外。

难度等级2：站立练习。双脚分开，与肩同宽，脚尖微微向

外，膝盖略微弯曲。

难度等级1（图7-15.a）和难度等级2（图7-15.c）：上

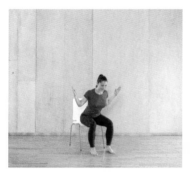

◆ 图 7-15.*a*

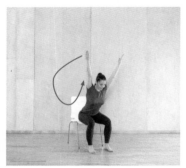

◆ 图 7-15.*b*

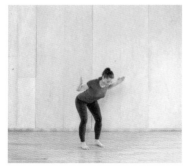

◆ 图 7-15.*c*

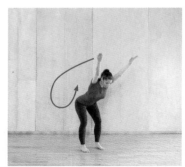

◆ 图 7-15.*d*

身挺直，向前倾斜，头部和脊柱保持在一条直线上，手臂向侧面弯曲。

现在手掌向上，双臂向前伸过头顶（图7-15.b和图7-15.d），向外画半圈后回到起始位置。

动作重复8次。

（6）俯身W字伸展

锻炼部位：背部。

保持练习图7-15.a或图7-15.c的姿势不动。

难度等级1：图7-16.a。

难度等级2：图7-16.b。

保持图7-15.a或图7-15.c的姿势不动，双臂摆成"W"形，肩膀下压，略向后扩，小臂向后推，肘部向前压。

坚持15秒。

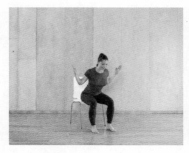 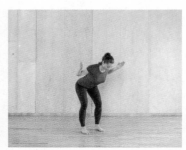

◆ 图7-16.a　　　　　　　　◆ 图7-16.b

（7）俯卧对角伸展

锻炼部位：**背部**。

难度等级1：趴在瑜伽垫上，双手和双腿呈"V"字形伸展，手掌和脚背贴在地面上。收紧臀部，头和上半身稍稍抬离地面。抬起左臂和右腿（图7-17.a），然后放下。

抬起右臂和左腿，然后放下。（图7-17.b）

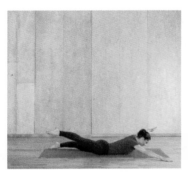

◆ 图7-17.a

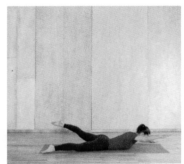

◆ 图7-17.b

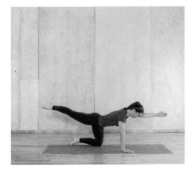

◆ 图7-17.c

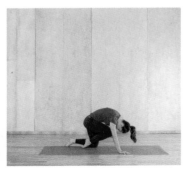

◆ 图7-17.d

两侧交替练习 8 次。

难度等级 2：俯卧在瑜伽垫上，双手双膝着地，手指朝前，肩膀微微内扣，头和背部保持一条直线，腹部收紧，左臂和右腿向外伸展（图 7-17.c）。

现在收回左臂和右腿，使左臂肘部和右腿关节相互触碰，背部拱起，头向内收（图 7-17.d），然后再次伸展。

（8）俯卧对角支撑

锻炼部位：背部。

难度等级 1：保持图 7-18.a 中的姿势不动。

难度等级 2：保持图 7-18.b 中的姿势不动。

难度等级 1 和难度等级 2：坚持 15 秒，然后换边。

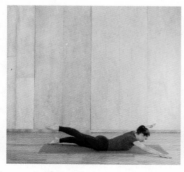
◆ 图 7-18.a

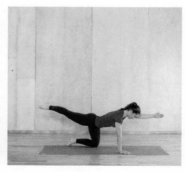
◆ 图 7-18.b

（9）仰卧交替摸膝

锻炼部位：**腹部**。

屈腿躺在瑜伽垫上，双手放在脑后。头部和肩膀抬离地面，同时收紧腹部（图 7-19.a）。

右腿弯曲，左手去摸右膝，上半身向右扭转，手贴紧膝盖内侧（图 7-19.b），然后回到图 7-19.a 中的姿势。

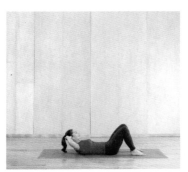

◆ 图 7-19.a

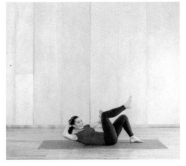

◆ 图 7-19.b

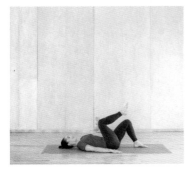

◆ 图 7-19.c

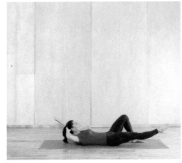

◆ 图 7-19.d

简化版：将头部靠在地上，收紧腹部，进行上述动作（图 7-19.c）。

难度等级 2：屈腿躺在瑜伽垫上，双手放在脑后。头部和肩膀抬离地面，同时收紧腹部，左臂和右腿向外伸直（图 7-19.d）。

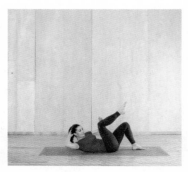

◆ 图 7-19.e

现在用左手去摸右膝，上半身向右扭转，手贴紧膝盖内侧（图 7-19.e）。

重复 15 次，然后换边。

（10）静态仰卧交替摸膝

锻炼部位：腹部。

保持图 7-20.b 中的姿势不动，手贴紧膝盖内侧。

坚持 5 秒，然后换边。

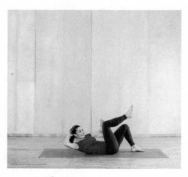

◆ 图 7-20

8. 拉伸运动练习

猫式伸展

锻炼部位：打开胸部，拉伸腿背和胸部肌肉。

难度等级1：双手放在桌子上，手指朝前，身体向后撤，直到双腿和臀部成90度（图7-21.a）。

上半身向下压，保持肩部稳定，头部和脊柱保持在一条直线上。

难度等级2：双手和双脚支撑在地面上，臀部顶在最上方，形成一个倒"V"。像猫一样挺直背部，在原地缓慢踏步（图7-21.b）。

难度等级1和难度等级2：坚持20秒。

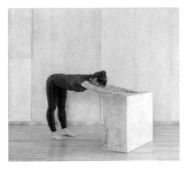

◆ 图7-21.a

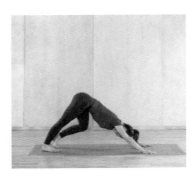

◆ 图7-21.b

9. 心理状态训练

除了要保证健康均衡的饮食和有针对性的锻炼之外，良好的心理状态对我们的身体健康和骨骼强健也至关重要。

您知道自己的心理状态在一切进展顺利时是怎样的吗？您是否感觉一切良好，没有什么能让您偏离现在的轨道？在这种情况下，训练也能非常顺畅地进行。

当您感觉到有压力的时候，有些事就会在头脑中挥之不去，而其他的事情往往会被搁置在一边。

压力产生于大脑。我们的想法往往会引发一些情绪，而这些情绪又会影响到我们的行为。

在这一点上，我可能无法帮助您消除压力，这些问题因人而异，需要足够的时间、有针对性的问题和不断的练习。但作为一名专业的教练，我将始终站在学员这一边，给出我自己的一些建议。

希望各位通过以下的自我疏导都能成为自己的教练。

自我疏导有助于心态平和

请您在心里冷静地回答以下问题：

1. 您什么时候会觉得很感激？

（场景、对象、经历、可能性、能力、性格……）

2. 您觉得今天／最近有哪些事是比较顺利的？您为此都付出过什么努力？

3. 您有想要改变的东西吗？

(a) 您能改变它吗？如果能，怎么改变？

(b) 如果不能，这也是一种获取知识的经历。

4. 什么样的人、地方或场景让您感到愉快？

（要经常和这些人见面，或者通过电话和网络联系；只要有机会，就多去这些地方看看，或者在工作和生活的地方挂上这些地方的照片；经常创造一些相遇的情景。）

5. 您对未来有什么目标？有什么是可以现在完成的？

（每天向前一小步，比如每天晚上在日记本中或者和同伴谈谈第二个问题。）

第八章

先治患者再治病

1. 治疗是一个漫长的过程

如果您被诊断出患有骨质疏松，我想请求您积极配合医生治疗。在一些慢性疾病中，患者常常很难按时服用药物，因为这些疾病并没有立刻让他们的活动受到限制或表现出明显的疼痛。只要没有发生骨折，骨质疏松的危险性就经常会被忽视。这种疾病一般会持续很多年，需要几个月甚至几年才能治愈。

因此，在治疗过程中必须有足够的耐心和毅力。这对您来说可能会很难，但您至少应该在心烦意乱的日子里为自己未来的身体状况做打算。一个好的医生也会不断地激励和督促病人按部就班地进行治疗。长此以往，疼痛的缓解和每年复查中骨量的增加是最好的证明，您可以"白纸黑字"地看到自己的骨质正在变得越来越好。

2. 骨质疏松的物理疗法

骨质疏松常常会导致脊柱中下部骨折，从而引发急性疼痛。这种突发的背痛可能会慢慢消退，但也有可能会随着骨折的愈合转变为慢性疼痛。它是由脊柱变形、肌肉过度劳损及椎关节的损伤造成的，会导致失眠、易怒和抑郁，反过来又会加剧身体的疼痛。因此，我们首先采取的治疗手段就是要打破这种疼痛的循环。目前比较推荐的是物理疗法，止痛剂只是次要的途径。

物理疗法

在任何情况下都应该对疼痛的部位进行 X 光检查，确定骨折和骨质损伤的程度。尽量不要穿紧身胸衣，避免进一步束缚身体行动。在疼痛急性期建议卧床休息，减少对骨骼的压力，但不能卧床太长时间，达到缓解疼痛的目的即可。事实证明，热疗（中医热疗法、远红外物理热疗、中医汽浴疗、药透疗法、热雾疗法等）、盐水浴和等距肌肉锻炼等特定的运动治疗方法也都非常有效。待疼痛有所缓解后，就可以开始每天多次进行短时间的骨骼负荷锻炼，锻炼的过程中一定要小心，最好能和缓解骨骼压力的动作交替进行。此外，冷敷治疗对于促进患处的血液循环很有帮助，热敷治疗也可以缓解慢性疼痛。您的医生还会建议您接受物理运动治疗，进行放松和呼吸练习。其他治疗方法还包括按摩、针灸、电疗和局部麻醉。

加强肌肉活动性

一旦急性疼痛变得可以忍受，我们就会把治疗的重点放在加强肌肉的力量和活动性上。患者在专业人士的指导下进行运动和肌肉负荷训练，过程中还要结合肌肉放松练习。

用热毛巾、湿纱布、沼泥包进行局部热敷或红外线照射都能促进血液循环、放松肌肉、显著缓解疼痛，而按摩的效果相对较差。温泉运动疗法使水中浮力抵消了人体重力，能够显著放松肌肉，大大减轻身体的疼痛。而游泳结合了脊柱放松和肌肉训练两种元素，是运动锻炼的不二选择。

运动治疗

如果身体状况允许，可以逐渐用运动疗法代替理疗。锻炼的重点是增强背部肌肉的力量和稳定性。肌肉训练一方面可以增强骨骼和肌肉力量，另一方面也有助于长期缓解慢性肌肉疼痛。运动一开始要在专业人士的指导下进行，然后才能开始自行练习。要定期进行锻炼，锻炼内容也要和年龄相适应。

3. 骨质疏松的药物疗法

骨质疏松症状较重的病人往往不愿意使用止疼药物，他们害怕对这些药物产生依赖，或者产生眩晕、胃出血等副作用。

但根据疼痛治疗的概念，止疼药的副作用是可以预见和控制的。事实上，疼痛的副作用比止疼药对健康的影响要大得多。

镇痛剂

为了消除急性疼痛，使患者能够进入运动治疗阶段，必须暂时使用止疼药。首选的是治疗骨骼、肌肉和关节疼痛效果良好的外周性镇痛药，例如阿司匹林、对乙酰氨基酚、布洛芬、双氯芬酸等非甾体抗炎药。

分级使用止疼药

在我们的门诊治疗中，以下方法对于治疗椎体骨折等疾病引起的急性、亚急性或慢性疼痛非常有效：

第 1 级：如果可以排除冠心病的影响，考虑首选环氧化酶 -2（COX-2）抑制剂，最多服用不超过两个月，例如塞来昔布（每日 200mg）、依托考昔（每日 60~90mg）等；如果有患冠心病的迹象且未得过胃肠道疾病，可以短期服用非甾体抗炎药，例如双氯芬酸（每日 25~100mg）、布洛芬（每日 400~800mg）等。

第 2 级：如果环氧化酶 -2 抑制剂或非甾体抗炎药物不足以缓解疼痛，可以考虑（额外）使用替利定 / 纳洛酮缓释片 / 滴剂，每日 50~200mg，也可以使用曲马多缓释片 / 滴剂，每日 100~200mg。

第 3 级：如果疼痛仍然无法得到足够缓解，可以考虑使用芬太尼贴剂等吗啡类药物或卡马西平、加巴喷丁、三环类抗抑郁药等辅助镇痛剂。一个有效的治疗方案需要您足够的耐心和疼痛门诊的专业指导。

4. 心理疏导有利于疾病治疗

如果一个人患有严重的骨质疏松，忍受着剧烈的疼痛，而且可能已经有多处骨折，身体活动受到限制，还要担心进一步骨折的发生，这样的人还能从生活中获得乐趣吗？答案是可以！有很多骨质疏松的患者，他们虽然行动不便，但还是每天非常积极地面对生活。既然如此，我们究竟应该怎么做呢？首先不能指望完全消除疼痛，在经历骨折后，即使最好的止疼药也无法做到这一点。但确实有一个"秘方"可以帮助我们保持对生活的热情，赢得这场斗争的胜利。克服慢性疾病的患者一般都有以下四个特点：

他们对自己的疾病有充分的了解，并且已经学会了如何与疾病共处；他们是医生最忠实的合作伙伴。

他们一如既往地和疾病做斗争，积极规划自己的生活、实现自己的愿望。

他们致力于在互助组织中不断改善骨质疏松患者的医疗现状。"团结就是力量"是德国联邦骨质疏松互助协会的口号。

他们以乐观的态度面对未来，拥有坚定的意志和充足的勇气。要知道，有积极的心态才会有美好的未来。生命中的喜悦是上天赠予我们的礼物，和正确的慢性疾病治疗手段一样重要。因此，患者和医生都必须坚信："我们一定可以做到！"

5. 要有足够的耐心

对抗严重或慢性疾病是一个长期的过程。在疾病的急性发作期，患者常常会出现典型的情绪症状，如压抑、恐惧、愤怒、逆反、骄横、悲伤等，在这之后一般会有很长的恢复期。在这个阶段，患者要学会如何"与疾病相处"。抑郁的情绪不会永远存在，人们慢慢重拾希望，也从中获得了一些经验。在互助组织中，这些患者逐渐意识到其他人也必须要解决同样的问题，所以他们想出了一种合理可行的方法对抗疾病——医生、家属和互助组织应该行动起来，给予患者陪伴和勇气，为他们提供解决方案，和他们一起战胜病魔。没有希望的疾病是不人道的，充满希望是走向康复的一步。一个好的医生应该知晓患者在治疗过程中所有的生理和心理问题，并能用行动给予不同患者针对性的安慰和建议，帮助他们战胜病魔、走出阴霾。

如果您被医生确诊为骨质疏松，请保持乐观的心态，并谨记：您并不孤单，我们会和你并肩作战，一起战胜它！

第九章

治疗骨质疏松的药物

1. 什么时候必须接受治疗?

为了识别骨折风险高的患者, 确定治疗指征, 世界卫生组织推出了一种骨质疏松性骨折风险预测评估工具(FRAX® 工具, 临床骨折风险档案)。FRAX® 用于评估患者在未来几十年内骨折的可能性, 已经被内置到多家知名骨质密度仪设备生产公司的程序中。这一工具不分性别, 而且是免费的, 其中涉及的风险因素列在下一页的表格中。

FRAX® 在世界范围内传播较广, 对于确定患者的治疗指征有极高的价值。但在实际运用中, 在医生与患者针对病史、临床数据、DXA 检测情况、生活方式的调整、药物的选择等问题进行交谈后, 个人的治疗意愿仍然具有决定性意义。回答以下问题可以帮助患者尽快做出决定:

· 患者是否已经骨折?

· 是否已经通过检测诊断出了骨质疏松?

· 患者有哪些临床风险因素?

· 骨质疏松给患者带来了哪些忧虑？

· 患者是否相信医生建议的必要性和正确性，还是对药物治疗的副作用仍有疑虑？

· 患者是否愿意养成有利于骨骼健康的生活习惯？

· 这种疗法是否十分有效而且副作用较少？

· 药物治疗的好处是否大于风险？

· 医疗保险公司是否愿意承担相关费用？

2. 骨质疏松的临床风险因素

骨质疏松的症状只有在经历多年持续的骨质流失之后才会表现出来。椎体骨折会使患者感受到难以抑制的疼痛，导致身体形态发生不可逆转的变化（例如驼背），并使身高显著下降4cm以上。因此，在骨折发生前对骨质流失进行早期筛查和治疗非常重要。这些早期筛查和治疗被称为"初级预防"。

世界卫生组织 FRAX® 中涉及的临床风险因素

● 国家和地区
● 种族
● 年龄
● 性别
● 身高和体重
● 成年后的脆性骨折史
● 父母的髋骨骨折史
● 吸烟史
● 服用糖皮质激素
● 风湿性关节炎
● 继发性骨质疏松
● 酗酒
● 股骨颈部骨密度低

3. 基础治疗：维生素 D

　　在骨质疏松的各个阶段，以体育锻炼、复健运动、补充钙和维生素为主的基础治疗都是非常关键的一环。体育锻炼和脊柱的复健运动可以增加骨量，强健肌肉，降低摔倒的风险，改

善身体的健康状况。而老年人和正在接受治疗的患者尤其缺乏
钙、维生素 D 和蛋白质等营养物质。服用维生素 D 不仅可以增
进骨骼的矿化过程，还能改善肌肉力量和身体的协调性。其他
重要的营养物质成分还包括维生素 K、维生素 C 等多种维生素、
镁等矿物质元素，以及硼、硅、锌、铜等微量元素。

　　同样，摄入充足的蛋白质对促进肌肉和骨骼健康也有非
常重要的作用，可以加快骨折愈合的速度，缩短骨折住院的
时间。

　　目前，尚不建议使用过度的钙元素单一疗法。这一疗法可
能会引起肾结石、胃肠道不适、心肌梗死、中风等疾病，而且
也没有证据表明这种治疗方法会降低骨折的风险。

维生素 D——我们能量方案的催化剂

　　维生素 D 和维生素 A、维生素 E、维生素 K 都属于脂溶性
维生素。但由于维生素 D 可以在人体内合成，所以从严格意义
上来说，它并不能算是一种维生素。相反，维生素 D 是一类固
醇衍生物，其中包括麦角钙化醇（维生素 D_2）和胆钙化醇（维
生素 D_3）。这两种维生素统称为钙化醇。维生素 D 的剂量计
算通常使用国际单位 IU。40IU 胆钙化醇对应 1 μg 胆钙化醇，

200IU 对应 25μg。维生素 D_3 通过日光照射在皮肤表皮的下层合成，也可以通过食物摄取。血清检测是实验室中测定维生素 D 含量的最佳方法。

· 维生素 D 水平较低：<100 nmol/L（纳摩尔 / 升）

· 维生素 D 缺乏：30~50 nmol/L（纳摩尔 / 升）

· 维生素 D 严重不足：<30 nmol/L（纳摩尔 / 升）

维生素 D 的每日最低摄入量为 200~400IU，但这一剂量只能维持体内的消耗摄入量平衡，不足以用于疾病的治疗。治疗所需的每日维生素 D 摄入量为 800~3000IU，最高不能超过 4000IU；或者也可以每周或每两周服用 20000IU 维生素 D 胶囊。血清中的维生素 D_3 浓度应该维持在每毫升 30~50ng 之间（每升 75~125nmol）。

维生素 D 的其他功效还包括：

· 增加肌肉量；

· 改善身体协调性；

· 降低跌倒的风险；

· 降低血管的收缩压，治疗心力衰竭；

· 降低乳腺癌和直肠癌的风险；

· 在治疗免疫疾病、过敏性疾病和 HIV 的过程中有显著的消炎作用；

· 抑制表皮细胞增生，加速角质细胞成熟（例如银屑病）；

· 影响糖和脂肪的代谢；

· 对抗血栓；

· 维生素 D 对自身免疫性疾病（如多发性硬化症）、I 型糖尿病、心血管疾病、癌症和神经退化性疾病（如阿尔茨海默病、帕金森病）的积极作用也具有现实意义。

建议每天至少从饮食中摄入 1000mg 钙元素，1000~3000IU 维生素 D_3 和质量为体重千分之一的蛋白质。

4. 哪些药物可以治疗骨质疏松

现在，许多药物都可以有效治疗骨质疏松，它们能够抑制骨的吸收或促进骨的生成，其最终目的在于：

· 优化骨骼重建过程；

· 增加骨量；

· 改善骨骼质量；

· 降低骨折风险。

这两种方式都能使骨吸收速度超过骨生成速度，最终实现骨骼总量的正向平衡。

所有对抗骨质疏松的药物只有在患者的 DXA 测量值介于 –1.5SD 至 –2SD 之间时（T 值，参见本书第四章）才能起到治疗效果，因此我们只有在某些特殊情况时才会考虑预防性药物治疗，比如患者进行过器官移植或服用过可的松。由此可见，DXA 检测不仅可以诊断骨质疏松、估算骨折风险，还可以确定药物治疗是否能够有效改善患者当下的病况。

以下是被列为 A 类的药物（临床研究数据表示能够显著降低骨折风险）：

· 含氮双膦酸盐；

· 地诺单抗；

· 雷洛昔芬；

· 甲状旁腺激素相关肽和其他新型肽；

· 罗莫单抗。

其他药物如降钙素、依替膦酸盐、维生素 D 衍生物和氯屈膦酸盐被列为备选。

 有效治疗骨质疏松的药物及其商品名称

通过试验研究，以下几种药物被列为治疗骨质疏松的有效药物（＂A类药物＂）：

· 雌激素制剂或雌孕激素复合制剂（HRT，激素替代疗法），适用于60岁以下且有较高骨折风险的绝经后女性；

· 阿仑膦酸盐或其他仿制药，70mg片剂，每周服用一次；

· 利塞膦酸盐或其他仿制药，35mg片剂，每周服用一次；

· 伊班膦酸盐或其他仿制药，150mg片剂，每月服用一次，或者3mg静脉注射，每季度一次；

· 唑来膦酸盐，5mg静脉滴注，每年一次；

· 地诺单抗，60mg皮下注射，每半年一次；

· 雷洛昔芬或其他仿制药，60mg薄膜衣片；

· 罗莫单抗，105mg皮下注射，适用于更年期后严重的骨质疏松；

· 特立帕肽，20μg 皮下注射，或甲状旁腺激
素，100μg 皮下注射，适用于更年期后严重的骨质疏松。

双膦酸盐

现代的第三代含氮双膦酸盐一直被认为是治疗骨质疏松的
有效药物。它附着在骨的表面，被破骨细胞吸收，从而干扰破
骨细胞的新陈代谢，抑制骨的吸收作用。每周和每月片剂的推
出极大地提高了患者对这类药品的接受程度和用药体验，静脉
给药的形式也因其易于操作获得了普遍认可。药物治疗应至少
持续 3 年到 5 年。美国食品药品监督管理局（FDA）建议，除"高
风险"的患者以外，其余患者应在 5 年后暂时中断双膦酸盐的
治疗。这可以最大程度降低颌骨坏死、股骨头骨折等药物副作用。
多年来，静脉给药（例如唑来膦酸）已被证明是对抗骨吸收的
有效途径，停药后可能会有几年的副作用。但如果能够正确使
用双膦酸盐药物，只有在极少数情况下才会产生严重的副作用。
所以在开始治疗前必须与医生进行讨论，并对风险加以规避。
骨质疏松和其他医学领域疾病的治疗一样都可以运用风险收

益法则，即从统计学的角度来看，药物治疗的收益远远大于
风险。

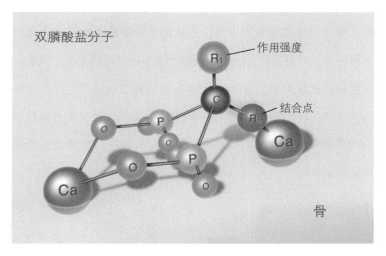

◆ 图 9-1　R_2 表示双膦酸盐分子与骨表面结合的空间表现，R_1 决定
了两者结合的作用强度

地诺单抗

RANKL 单克隆抗体地诺单抗（商品名为 Prolia）可以阻断
破骨细胞的成熟，进而大大减缓骨吸收过程，增加人体骨量。
地诺单抗一般为皮下注射，每年两次，人体耐受性良好。用药

后，骨吸收标志物会迅速减少，作用时间长达 6 个月。与双膦酸盐相比，它最大的优点是可以用于治疗肾功能不全的患者。然而研究显示，地诺单抗和雌激素替代疗法一样，在停药后会使人体骨密度发生急剧下降；在地诺单抗停药两年后，人体的骨密度会下降到治疗开始时的数值，甚至还有可能更低。因此，建议在停止注射地诺单抗后继续服用双膦酸盐进行治疗，用药时长为 6~12 个月。这样一来，地诺单抗增加的骨量就可以在很大程度上得到保持。所以，用药 5 年后间断治疗的概念并不适用于地诺单抗。

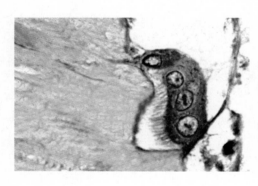

◆ 图 9-2　破骨细胞是骨质疏松形成的关键，它像一条"贪婪的毛毛虫"，几周内就可以破坏人体骨骼。上图是骨活检的组织学图像

激素替代疗法

临床研究（例如 2003 年的妇女健康倡议）显示，激素替代疗法可以阻止更年期引起的骨质流失、增加人体骨密度、降低骨折风险，但缺点是会带来严重的副作用，如浸润性乳腺癌、血栓、肺栓塞、中风等。因此，一般不建议有乳腺癌和血栓家族病史的女性患者使用这种方法。

激素替代疗法的副作用大小受激素种类、剂量、使用时长、用药方式、患者年龄和黄体酮使用情况的影响，因此只用于治疗绝经后女性的绝经症状，而不会用于预防和治疗骨质疏松。但是，如果不能选择其他药物，某些有特殊情况的绝经前女性（如患有神经性厌食症）及有绝经症状和较高骨折风险的绝经后女性现在可以考虑使用这种疗法预防和治疗骨质疏松。在这种情况下，激素治疗的时间不应超过 3~4 年。这种疗法的另一个缺点是，人体骨密度在停止用药后会迅速下降，患者需要在治疗时对自己的身体状况予以密切关注，并向医生详细咨询。

选择性雌激素受体调节剂（SERMs）

选择性雌激素受体调节剂是一种非甾体类药物，可以和雌激素受体相结合，在目标组织中充当雌激素的激动剂或者拮抗剂。雷洛昔芬是目前唯一一种允许用于预防和治疗更年期骨质疏松的选择性雌激素受体调节剂。研究表明，雷洛昔芬可以显著降低脊柱骨折的概率，尤其适合较为年轻的、有椎体骨折和/或乳腺癌风险的绝经后女性。但需要提及的是，这种药物有严重的副作用，会增加深静脉栓塞的风险。

特立帕肽和甲状旁腺激素

经常性使用甲状旁腺激素相关肽（每日皮下注射）能够促进骨的生成，改善骨折的愈合情况。目前用于临床治疗的是完整的甲状旁腺激素分子（1-84氨基酸片段）和甲状旁腺激素片段特立帕肽（1-34氨基酸片段），允许治疗的时长为24个月，但其高昂的价格和较高的用药频次限制了重度骨质疏松患者的使用，因此可以在使用这种药物治疗1~2年后换用其他对抗骨吸收的治疗方式。

新型药物

上述所有药物的缺点是，在激活或抑制一个细胞系的过程中，另一个功能相反的细胞系也会受到同样的影响。也就是说，对抗骨吸收的物质阻碍了骨的吸收，但同时会通过"耦合作用"相应地抑制骨的生成。如果用特立帕肽增强了成骨细胞的功能，那么同时也会激活破骨细胞，加速骨的吸收。现在，我们推出了一种新型药物，可以在治疗过程中"解开"这种"耦合关系"。由此，我们"治愈"骨质流失、恢复患者正常骨骼结构的目标将首次得以实现。

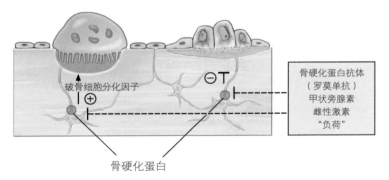

◆ 图 9-3　骨硬化蛋白由骨骼中的骨细胞产生，一方面抑制骨的生成，另一方面刺激骨的吸收。而骨硬化蛋白抗体罗莫单抗对骨硬化蛋白有抗阻断硬化的作用，能够在几个月内实现骨量的快速增长。雌激素和骨骼的外力负荷与罗莫单抗具有相同的定向作用，所以复健运动在骨质疏松的治疗中尤为重要

骨硬化蛋白抗体：骨硬化蛋白是一种循环蛋白产品，只在骨骼中产生。骨硬化蛋白抗体也叫罗莫单抗，商品名为EVENITY®，已经获得批准在市场上发售。这种药物的治疗周期约为6个月，每月一次皮下注射。它能够抑制骨硬化蛋白，使身体各个部位的骨密度得到显著上升。这是一个纯粹的促进合成代谢和新骨生成的过程，不会加剧骨的吸收。这样一来，严重骨质疏松的患者第一次有机会被完全治愈，恢复正常的骨骼结构。这也正是现代骨质疏松的治疗策略。

罗莫单抗——一种为骨质疏松量身打造的药物。正是因为这种药物的出现，骨质疏松第一次有机会被完全治愈。但尽管如此，预防仍是第一要义。一旦发生椎体压缩性骨折，再好的药物都不起作用。

5. 实践总结

保持骨骼健康需要遵循以下 6 条原则：

· 保持健康的生活方式（不要吸烟！）；

· 坚持体育锻炼；

· 多吃富含钙和蛋白质的食物；

· 老年人要保证维生素 D 的摄入；

· 保持心情愉悦；

· 发生骨折时积极配合药物治疗。

骨质疏松的治疗任务是预防骨折或后续骨折，使患者恢复正常的骨骼结构。现在，这一目标可以通过标准化诊断（DXA 和 FRAX®）和运用现代的成熟药物得以实现。双膦酸盐价格低廉，能够通过静脉注射抑制骨的吸收作用；同样功效的还有单克隆抗体地诺单抗。甲状旁腺激素、特立帕肽和阿巴洛肽（目前仅在美国批准发售）能够促进骨的合成代谢，有利于骨的生成（见下表）。一些新型药物（例如骨硬化蛋白抗体）甚至可以"治愈"骨质流失，使者恢复正常的骨骼结构。但这些药物必须要在骨折发生前使用。

骨质疏松药物的剂量和服用方法

	每日口服	每周口服	每月口服	每日皮下注射	每月皮下注射	每季度静脉注射	每年静脉注射
阿仑膦酸盐	10mg	70mg					
利塞膦酸盐	5mg	35mg	150mg				
伊班膦酸盐			150mg			3mg	
唑来膦酸盐							5mg
特立帕肽				20μg			
阿巴洛肽				80μg			
地诺单抗					60mg/6个月		
罗莫单抗					210mg/月		

第十章

骨折：没有理由感到绝望

1. 骨质疏松性骨折的发生率是多少?

在欧洲，50 岁以上的女性因骨质疏松遭受骨折的概率约为 40%，男性为 15%。下文中的图表显示了骨质疏松引起的常见骨折类型及不同年龄和性别人群的骨折发生率。仅在德国，就有超过 700 万患者受到骨质疏松的困扰，其中超过 80% 为女性。每年骨质疏松导致的骨折约有 70 万例，治疗和后续费用达到

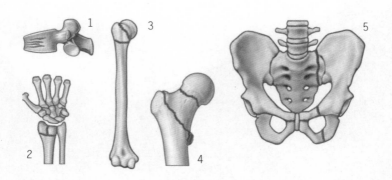

◆ 图 10-1　骨质疏松性骨折的常见类型：1 椎体骨折；2 桡骨骨折（下臂骨折）；3 肱骨近端骨折（上臂骨折）；4 髋部骨折（股骨颈骨折和股骨粗隆间骨折）；5 盆骨骨折

100 亿欧元。随着人口的不断变化，预计最迟 2040 年，骨折的发生率将增加 50%。由此可以推断出，骨折发生率会随着年龄的增长而成倍增加。老年患者的股骨近端骨折通常是由跌倒时地面对骨盆的侧向冲击造成的，这类骨折一般会被立即发现和治疗。据统计，每 10 万人中就有 141 例股骨近端骨折，骨折的概率随着年龄的增长呈指数式递增，其中大部分是行动不便和有认知障碍的老年人。此外，跌倒造成的骨折还可能发生在前臂（桡骨）远端、上臂（肱骨）近端及股骨远端。

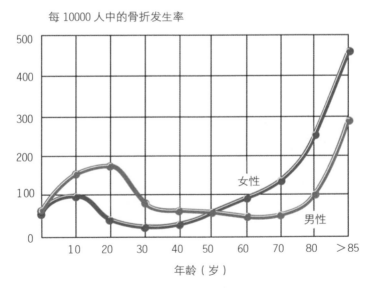

◆ 图 10-2 根据不同年龄和性别计算的骨折发生率。与女性相比，老年男性的曲线变化滞后 10 年左右

在欧洲，每年骨质疏松的患者中约有 250 多万个骨折病例，直接后续费用超过 350 亿欧元。45 岁以上的女性因骨质疏松性骨折住院的天数已经超过其他常见疾病，例如心力衰竭、糖尿病、心肌梗死、乳腺癌等。据估计，骨质疏松性骨折患者占用的病床数将在 50 年内增加为原来的 2 倍。在不断增长的老龄人口中，这类骨折将成为二次骨折和死亡的主要因素，往往伴随着剧烈的疼痛、严重的功能障碍和独立活动能力的丧失，甚至还会使患者失去自理能力、产生社会依赖性。

骨质疏松性骨折在骨折的第一年会使患者的生活质量显著下降，增加再次骨折的发生率和患者的死亡风险。现在，仍有约 20% 的患者死于髋部骨折，50% 的患者因此失去了自理能力，产生了社会依赖性。

2. 面对骨质疏松必须接受的事实

大部分骨折与骨密度降低有关（骨质减少、骨质疏松）。

女性骨折的风险比男性高。从更年期开始，女性发生椎体骨折和髋部骨折的风险比男性高 2~3 倍。

骨折的风险随着年龄的增长而增加。从 50 岁（椎体）或 65 岁（髋部）起，骨折的发生率会出现明显上升（不同部位的骨折率有所不同）。因此，预防骨折是老年患者的重中之重。

已经患过骨折的病人再次发生骨折的风险很高，这与当时的骨量或骨密度无关。

椎体骨折会频繁发生，一般会引起剧烈的疼痛，使患者出现明显的运动障碍，但也可能完全没有症状。放射性检测确诊的椎体骨折中约有一半没有得到临床诊断。

椎体骨折（无论是有症状还是无症状骨折）常常伴有较高的再次骨折风险。一个患有椎体骨折的女性未来再次发生椎体骨折的风险是原来的 4 倍，髋部骨折的风险是原来的 1.5~2 倍。如果患者已经有过两次椎体骨折，再次骨折的风险将会在原有基础上增加 12 倍。

股骨近端骨折会使患者的活动能力严重受限，特别是在骨折后的第一年，会显著增加患者的死亡风险，通常需要花费高昂的后续费用。因此，患者非常有必要提早制订相应的预防措施，减少髋部骨折的风险。

每个人的骨折风险很大程度上由遗传因素决定。遗传因素不仅会影响骨量的高低，还会影响骨质、骨骼结构和骨的几何形状。

大部分骨折的风险因素都源于骨骼受到的消极影响，通常与年龄、性别、体重、吸烟史、导致活动能力下降的疾病，以及药物副作用有关。

3. 如何应对各种骨折的发生?

如果您已经患有骨质疏松性骨折，千万不要为此感到绝望，现在有许多医疗手段可以加速骨折的愈合。作为病人，您也可以做很多事情，帮助自己。

· 减轻疼痛;

· 加速骨折愈合;

· 恢复活动能力;

· 锻炼肌肉力量。

这样一来，您就可以避免进一步骨折，提高身体的整体骨量。

迈向健康的第一步

请与医生探讨适合您的治疗方案，并继续坚持我们之前提到的骨质疏松的预防措施。此外，您还必须学会如何与骨质疏松共处，如何应对疼痛，慢慢回到自己熟悉的日常生活中，和您的家庭医生、职业治疗师或理疗师一起面对。您也可以从家庭或者互助团体中获得帮助，和他们一起度过这段痛苦、抑郁、煎熬的时光。要学会乐观和坚强，以坚定的意志和长久的耐心战胜疾病。抑郁是行动最大的敌人，积极配合治疗、乐观地面对未来是治愈骨质疏松的必备良方。

骨质疏松常常始发于儿童时期，会在不知不觉中悄悄发展十几年，需要根据骨质流失的原因和程度持续治疗3~10年不等。

股骨骨折

在德国，每年有超过13万名患者经历股骨骨折。根据骨折线的走向，我们对不同的骨折类型进行了分析。这些骨折一般都需要手术治疗，而且常常会诱发残疾，给患者带来非常严重的后果。在康复训练中，必须尤其注意动作的协调性，避免绊倒和跌倒的发生。治疗股骨骨折取决于骨折的类型，主要分为三种方法：

· 保守治疗（少数情况下不需要手术介入）；

· 原位钢针或螺钉固定术；

· 人工股骨头置换术。

同时，要在康复期间开始进行肌肉训练，以尽快恢复独立生活的能力。股骨骨折的恢复期为4~8个月。

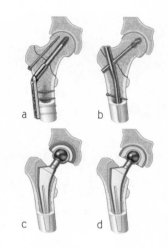

◆ 图10-3　股骨近端骨折的标准治疗手段：a 动力髋螺钉；b 股骨近端髓内钉；c 单极人工股骨头置换术；d 双极人工股骨头置换术

跌倒缓冲神器

在没有任何保护措施的情况下，坚硬的地板在跌倒时造成的侧向冲击会使股骨骨折的风险增加许多倍。将手掌大小的塑料衬垫放进内裤中可以在跌倒时分散侧向冲击的能量，起到有效的保护作用。

椎体骨折

在德国，已有超过 200 万名骨质疏松患者经历过椎体骨折。椎体骨折的原因可能是错误负荷、扭曲或者受到撞击，一般多发于胸椎到腰椎之间的部位。图 10-4 展示了椎体骨折的几种类型。

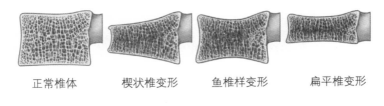

正常椎体　　　楔状椎变形　　　鱼椎样变形　　　扁平椎变形

◆ 图 10-4　椎体骨折的类型：楔状椎变形、鱼椎样变形、扁平椎变形

疼痛的椎体骨折

一个或多个椎体骨折通常会导致突然且持续的刺痛感。这种疼痛有时会被误认为肌肉拉伤或者椎间盘突出；更多的时候表现为一种"毁灭性的疼痛"，容易与急性心肌梗死相混淆。

无痛的椎体骨折

椎体骨折也可以是慢性无痛的（所谓的椎体压缩性骨折）。患者只能观察到自己的身高正在慢慢变矮，身体出现了驼背或者脊柱侧弯的症状。这种骨折的椎骨后缘一般都能保持稳定，截瘫的风险很小，只有在极少数情况下才需要进行手术治疗。

在卧床度过骨折的急性期（大约两周）后，就可以开始进入轻度运动和理疗康复阶段。矫形器（支持、放松脊柱和关节的矫治器具）和紧身胸衣可以缓解疼痛，防止脊柱侧弯，但要在医生的指导下使用，而且不能佩戴太长时间或者对矫形器产生依赖，还是要以积极训练背部肌肉为主。椎体骨折的恢复期为2~4个月。对于一些骨折时间短、治疗效果差并且伴有剧烈疼痛的椎体骨折，我们一般通过向患处注入骨

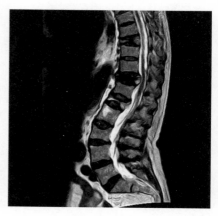

◆ 图10-5 胸椎和腰椎的核磁共振图像，其中出现了若干鱼椎样变形和扁平椎变形的情况

水泥的方法强化椎体。前提是椎体骨折不得超过 3 个月，而且通过药物或物理治疗无法达到理想的治疗效果。这种方法在医学领域已经非常成熟，需要熟练的外科专家亲自完成。

小臂骨折（桡骨远端骨折）

小臂骨折（桡骨骨折）是 75 岁以前最常见的骨折，高发于更年期前后的女性。40~60 岁发生桡骨骨折是骨质疏松的示警信号，需要通过骨密度测量加以诊断。特别是如果患者平时经常使用的手臂发生了骨折，将会对日常生活产生极大的影响。

治疗桡骨骨折一般使用夹板固定患处 6~8 周。在此期间，受伤一侧的手指、手掌、上臂和肩

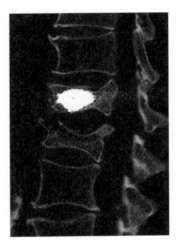

◆ 图 10-6　通过注入骨水泥对病变椎体进行矫正和稳定后 4 个月的 CT 图像（经皮椎体后凸成形术）

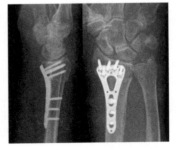

◆ 图 10-7　掌侧入路锁定接骨板治疗桡骨骨折，恢复关节原有的解剖结构

部要坚持主动和被动锻炼，这对保持它们的活动能力和功能非常重要。手术治疗时通常从掌侧入路采用接骨板复位固定，这种方法效果良好，而且并发症较少。

上臂骨折（肱骨近端骨折）

肱骨头骨折是老年患者中继椎体骨折、髋部骨折和桡骨骨折之后的第四种常见骨折类型，多发于70岁以上的女性。与股骨近端骨折相比，肱骨近端骨折高发于比较活跃、有自理能力的群体，主要由跌倒手臂着地时肩部受到的撞击引起。大多数肱骨骨折都可以保守治疗，而一些复杂的骨折需要通过手术用夹板对患处进行复位和固定。

其他骨折

骨盆由于骨质疏松性引起的骨折会严重限制患者的活动能力，长期以来一直为人们所忽视。骨盆骨折常见于高龄患者群体（大于75岁），一般为患者跌倒臀部着地所致，但骶骨骨折也可以在没有受到外力撞击的情况下发生。利用CT图像可以准确分析骨盆前后环的情况；核磁共振能够检测出骨髓水肿，进

而确定患者近期是否发生
过骨折。骨盆前环或后环的
单次骨折不需要手术介入治
疗，只需要逐步的复健运动
和疼痛治疗就可痊愈。最新
研究表明，骨盆骨折——特
别是那些不稳定性较高的骨
折，与股骨近端骨折有着相
似的死亡率和对人体功能的
限制。

　　其他越来越常见的骨质
疏松性骨折还包括肱骨远端
骨折和股骨远端骨折。

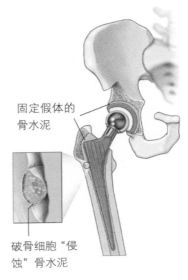

固定假体的
骨水泥

破骨细胞"侵
蚀"骨水泥

◆ 图 10-8　骨和假体之间过
于活跃的破骨细胞使假体变得松动

　　假体和植入物周围的骨折是一个很大的问题。植入物和用
于固定的骨水泥对骨细胞来说是外来异物，会增强接触面附近
破骨细胞的骨吸收作用，使假体周围出现骨质疏松，并使患处
的生物力学发生改变，从而导致假体和骨的边界区域出现薄弱
点。因此，要在假体有松动迹象时预防性地向静脉注射双膦酸盐，
避免发生进一步骨折。

4. 预防骨折的最佳措施

骨质疏松患者的椎体骨折和肋骨骨折可以在没有巨大外力撞击或跌倒的情况下发生；但上臂和股骨颈部骨折通常是由跌倒引起的，主要是脆性骨折。骨折的原因取决于各种因素，这些因素往往共同作用，从而加剧了最终的后果。

与年龄有关的因素：肌无力、体态问题、行走障碍、突发眩晕、视力障碍或弱视、反应时间过长、情绪激动或不安、害怕跌倒。

特定的疾病和药物/物质：脑血管疾病、帕金森病、多发性硬化症、关节炎、退行性骨关节病、白内障或视网膜退化、"断片"、尿失禁、镇静剂、降压药、过量饮酒。

环境因素：照明不足、地板太滑或不平、浴室没有扶手、地毯太滑、地板上有电线或其他障碍物、天气不好。

为了避免发生骨折，我们的方案中还包含了有针对性的跌倒预防措施：

· 降低室内绊倒的风险；

· 通过锻炼增强肌肉力量；

· 改善平衡能力（有针对性的平衡能力训练）；

· 纠正体态（关键词"保持直立"）；

· 增强反应能力；

· 咨询眼科医生调整眼镜度数；

· 摄入维生素 D（能够同时对骨骼强度和肌肉协调性产生积极影响）；

· 穿上缝有塑料衬垫的髋关节保护裤；

· 进行积极的心理暗示，消除内心的部分不确定性和对（再次）跌倒的恐惧。

请您最迟在发生脆性骨折（没有受到明显外力的骨折）前咨询专业医生接受检查，并使用正确的药物 / 通过最佳的手术方式进行治疗。

第十一章

骨质疏松的特殊形式

1. 小儿骨质疏松

小儿骨质疏松是一种非常罕见的疾病，通常伴有剧烈的疼痛和多处骨折，使患者的活动能力终生受限。在进行药物治疗前，必须先排除成骨不全症（蓝色巩膜是显著特征），并尝试所有可能的物理治疗方法。双膦酸盐对于治疗小儿骨质疏松非常简单有效，但它可能会对儿童的骨骼生长产生特殊影响。用药方法为每周或每月服用一次，或者每3~6月进行一次静脉滴注，需要由儿科或者骨科医生来完成。

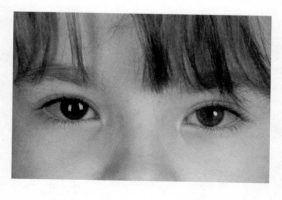

◆ 图11-1 有"蓝色巩膜"的儿童，这是遗传病成骨不全症的典型特征

2. 绝经前骨质疏松

女性绝经前的骨质疏松是由峰值骨量过低、骨质流失加快或两者共同作用引起的。峰值骨量过低 80% 由遗传因素导致，其他影响因素还包括：

- 某些疾病和药物；
- 月经紊乱；
- 生活方式。

如果患者的骨骼生长保持正常，在选择治疗方案时需要着重考虑 Z 值的大小（与同年龄、同性别的骨密度进行比较），另外还必须考虑绝经前女性患者的骨密度和骨折风险之间的因果关系，当然目前还没有得到充分的研究——有些年轻女性的骨密度较低，但她们骨折的风险很小，这背后真正的原因是什么？因此，只有在患者骨密度明显降低、有严重的骨折风险因素时才应该考虑药物治疗；此外，还要通过实验室检测排除继发性骨质疏松（病例中占 50%）的可能。如果患者有性腺功能低下症，雌激素替代疗法是最佳的选择；只有在治疗效果不佳时才能使用双膦酸盐，或者也可以使用雷洛昔芬进行治疗。

在使用双膦酸盐治疗期间，需要通过适当的避孕措施完全排除怀孕的可能。因此，一般只有在患者出现脆性骨折或使用糖皮质激素进行化疗时才会考虑使用这种药物。虽然目前并没有在用药的妊娠期女性中发现胚胎畸形的病例，但有生育意愿的患者还是应该谨慎用药。

3. 妊娠期骨质疏松

人体在妊娠期和哺乳期通常会有轻微的骨密度下降，但之后会有所回升。哺乳期的女性每天通过乳汁流失约500mg的钙，但在怀孕期间，人体的性激素含量较高，能够促进钙的吸收，在很大程度上弥补了体内钙元素的大量流失。如果孕妇必须卧床数周或使用肌肉松弛剂和镇静剂，骨质疏松的风险将进一步加大。在某些特殊情况下，孕妇还需注射皮质类固醇。这些药物都会不可避免地导致钙元素的大量流失。

> ！ 妊娠期或分娩后出现的骨折并非由怀孕导致，而
> 是之前钙元素和维生素 D 缺乏的结果。

　　如果骨质疏松患者在怀孕期间出现骨折，应该尽早停止哺乳。婴幼儿对钙元素的需求量增加是以母体的骨质流失为代价的。

　　虽然双膦酸盐并未批准用于治疗绝经前的骨质疏松，但如果患者在哺乳期过后出现了严重的骨质疏松，还是应该考虑使用这种药物。患者在开始治疗前必须详细了解以上事实，而且要避开妊娠期和哺乳期。

4. 老年性（Ⅱ型）骨质疏松

　　老年性骨质疏松与年龄因素密切相关，一般指老年人 70 岁以后发生的骨质疏松。绝经后骨质疏松主要是由于雌激素水平突然下降，从而使破骨细胞的骨吸收作用加剧；而老年性骨质

疏松与性别无关，无论是松质骨还是密质骨都会出现骨质流失。除了骨量减少以外，与年龄有关的胶原蛋白代谢缓慢、骨质下降和自我修复机制减退同样会引发骨质疏松。年老时的皮肤老化和钙元素负平衡使人体出现了明显的维生素 D 缺乏，需要每天至少摄入 1000~2000IU 维生素 D_3 和 1000mg 钙元素；一方面可以改善身体的协调性，增强肌肉力量，另一方面也可以治疗由维生素 D 缺乏引起的骨质软化。与绝经后骨质疏松一样，双膦酸盐是治疗老年性骨质疏松的首选，但从病理学的角度来说，使用甲状旁腺激素促进骨的合成代谢作用更加合乎逻辑。

5. 男性骨质疏松

目前，在确诊为骨质疏松的病例中约有 20% 为男性，50 岁以上的男性中约有 20% 患有骨质疏松。男性患继发性骨质疏松（由其他疾病引起的骨质疏松）的比例约为 45%，比女性高10%。在老年骨折的风险方面，男性要比女性"落后"10 年左右。吸烟、缺乏运动和睾丸激素缺乏是男性骨质疏松最主要的三个风险因素。治疗方法同样是使用双膦酸盐（每周服用阿仑膦酸盐片和利塞膦酸盐片或者每年静脉滴注唑来膦酸盐），特立帕肽和地诺单抗现在也可以用于男性骨质疏松的治疗。

> 骨质疏松可以发生在任何年龄段、任何性别的人身上，其发生取决于诸多风险因素（参见本书附录中的骨质疏松风险自测表格）。

附录
骨质疏松的正确管理

正确诊断骨质疏松

目前，骨质疏松的诊断主要参考骨密度测量的数值。诊断的目的是尽早发现有骨折风险的群体，确定骨质疏松性骨折的治疗指征，其结果决定了进一步的治疗方案。

1. 诊断时的关键性问题
- 患者的骨量是多少？
- 是否已有骨折/骨骼变形的情况？
- 骨骼的变化是否可逆？
- 是否可以排除维生素 D 缺乏症？
- 患者有哪些风险因素？
- 是否为继发性骨质疏松？

2. 既往病史

· 是否有骨质疏松的家族病史？

· 月经初潮是什么时候？月经周期是多久？

· 是否有背痛、腰痛和关节疼痛？是否驼背？

· 是否有过骨折？

· 是否已经开始使用雌激素替代药物？

· 是否患有影响骨骼健康的疾病或服用削弱骨质的药物？

· 是否吸烟？

· 是否饮酒？

· 是否容易跌倒？

· 建立个人风险档案（例如 FRAX® 算法）。

3. 体格检查

· 身高减少的数值（ > 4cm ）？

· 身体的稳定性和体态？

· 活动是否受限？

· 是否有驼背和其他脊柱变形的情况？

· 是否肌肉松弛或肌肉紧张？

· 行走测试的反射情况如何？

· 是否有继发性骨质疏松的迹象？

4.血液检查

·血常规、血沉率或 C 反应蛋白检查、谷丙转氨酶、葡萄糖、肌酸酐、肾小球滤过率；

·钙、磷酸盐、镁、碱性磷酸酶、维生素 D、甲状旁腺激素、促甲状腺激素、睾丸素、血清蛋白电泳、前列腺特异抗原；

·只有在少数情况下需要进行特殊的尿液检查。

5.骨密度检测

·腰椎正侧位 X 光片（胸椎／腰椎）：椎体骨折意味着患者出现了"明显的骨质疏松"；

·腰椎和髋部的 DXA 检测：世界卫生组织指定的骨质疏松症检测方法（标准），辐射极低，可以同时测量腰椎和髋部的骨密度值，极少数情况下需要进行桡骨检测。

· T 值（SD，标准差）

-1SD：正常值

-2.5SD~-1.0SD：骨质不足

<-2.5SD：骨质疏松

·定量 CT 测量法和超声波检测不适合用于诊断和确定骨质疏松的治疗指征；

· CT 扫描和核磁共振可以识别继发性骨质疏松，发现骨骼中的裂缝。

6. 骨标志物

· Ⅰ型胶原 C 末端肽（C-terminal telopeptides of typelcollagen）用于评估骨吸收的动态变化，可以短期监测患者的病情和服药情况。

成功治疗骨质疏松

治疗骨质疏松从根本上来说是要实现骨量的正向平衡，稳定骨骼结构，从而降低骨折的风险，其目的在于预防骨折或后续骨折。

1. 治疗时的关键性问题

· 基础治疗是否已经足够？

· 哪种疼痛治疗方法最有效？

· 是否已经出现钙元素和维生素 D 缺乏？

· 患者是否愿意积极配合治疗？

· 患者是否担心治疗产生副作用？

· 激素治疗是否可取？

· 什么时候可以使用双膦酸盐治疗？哪种双膦酸盐药物效果更佳？

· 是否与患者充分讨论过风险收益问题？

· 什么时候可以使用地诺单抗、甲状旁腺激素或罗莫单抗？

· 如何对治疗效果进行监测？治疗时长应该是多久？什么时候必须（应该、可以）中断治疗？什么时候是更换药物的最佳时机？恢复治疗时是否可以使用新的治疗方法？

2. 基础治疗

· 多做体育运动和脊柱健康操；

· 改变生活方式，制止"骨骼小偷"（吸烟！）；

· 降低跌倒的风险；

· 每天摄入 1000mg 钙元素和 1000~2000IU 维生素 D；

· 保持愉悦、乐观的心情，不断坚持下去！心理状态和自主神经系统也会影响骨骼健康。

3. 疼痛治疗

· 物理治疗和整骨疗法；

- 非甾体抗炎药和其他止痛药；
- 短期使用阿片类药物或降钙素缓解骨折疼痛。

4. 激素治疗

- 雌激素 / 孕激素适用于绝经后女性，使用前需要先咨询妇科医生、排除禁忌证并明确用药风险；
- 雷洛昔芬适用于绝经前女性和绝经后有乳腺癌风险的女性，用药方法为每日口服 60mg；
- 睾丸素（肌内注射、贴片或涂抹凝胶）适用于有缺乏症的男性患者（要事先确定前列腺特异抗原的浓度）。

5. 药物治疗

- 阿仑膦酸盐每周口服 70mg、利塞膦酸盐每周口服 35mg，或伊班膦酸盐每月口服 150mg；
- 唑来膦酸盐每年静脉滴注 5mg，或伊班膦酸盐每季度静脉注射 3mg；
- 地诺单抗每半年皮下注射 60mg；
- 特立帕肽每日皮下注射 20μg，或甲状旁腺激素每日皮下注射 100μg；
- 罗莫单抗每月皮下注射 210mg。

6. 治疗策略

· 第一步：基础治疗。患者要坚持锻炼，调整饮食，养成健康的生活习惯，保证钙元素和维生素 D 的摄入，每年做一次 DXA 检查。绝经后的女性和睾丸素缺乏的男性可以选择激素替代疗法。

· 第二步：使用含氮双膦酸盐实现骨量的正向平衡。如果基础治疗和激素替代疗法不足以治疗疾病或患者已有明显的骨质疏松，就需要长期使用含氮双膦酸盐药物（例如唑来膦酸盐 5mg 静脉滴注）。在开始治疗前，患者必须了解这种药物可能产生的副作用，权衡治疗带来的风险和益处。输液前后 15 分钟要检查患者的肾功能情况，补充充足的水分。每一到两年做一次 DXA 检测。

治疗时长：根据患病程度的不同预计治疗 2~5 年。如果病情允许，可以在这之后中断治疗一年。是否恢复药物治疗取决于 DXA 检测的结果、骨重建参数及骨折发生的频率。

肾功能不全的患者可以用地诺单抗代替含氮双膦酸盐，用药方式为每半年皮下注射 60mg。停用地诺单抗之后，应继续口服双膦酸盐 6~12 个月，使治疗增加的骨量得以保持。

· 第三步：如果患者有严重的骨质疏松并伴有多处骨折，

或者抑制骨吸收的药物治疗效果不佳,可以使用甲状旁腺激素、特立帕肽、阿巴洛肽和罗莫单抗促进骨的合成代谢作用。停用甲状旁腺激素后,建议患者服用双膦酸盐药物进行进一步治疗;罗莫单抗需要患者排除心肌梗死和中风的可能性;骨硬化蛋白抗体和地诺单抗一样是一种"可逆的药物",建议在停止用药后服用双膦酸盐进行长达一年的后续治疗,以维持之前的治疗成果。

在线研究"骨质疏松监测站"

这项研究旨在倡议骨质疏松患者以伙伴的身份相互帮助,共同对抗疾病。2008 年,我们与米歇埃尔·巴特尔教授一起在德国创建了"骨质疏松监测站",目的是在骨质疏松的患者 / 家属之间建立联系,更好地了解患者的意愿。其间,我们总结出了三种参与方式:

- 个人健康管理;
- 积极为其他患者提供建议和帮助;
- 参与科学研究。

最后，我们提供了一份积极对抗骨质疏松的指南。"骨质疏松监测站"诞生的初衷是使患者在治疗过程中积极配合的成功案例成为切实可行的方案。在今天，这些数据比以往任何时候都更加具有现实意义，证明了人们积极对抗疾病和与医生沟通的极大热情——患者是医生最忠实的合作伙伴。

当时，约有 600 人积极参与了我们的互助平台（其中 82%是女性）。据统计，最有力的支持来自家庭（56%），其次是来自朋友（13%）、互助团体（4%）和护理服务（1%），但也有很大一部分患者（38%）表示他们在对抗骨质疏松时没有得到过任何支持。事实上，骨质疏松在社会上始终没有得到重视，经常出现诊断不足、治疗不力的情况。在美国，甚至还有人在谈论"骨质疏松治疗缺口"的概念。现如今，人们不仅对建立这样一个在线平台有极大的热情，而且非常愿意参与平台的发展和建设。这也成为以德国联邦骨质疏松互助协会为首的互助组织的要求和目标。

骨质疏松风险自测表

		是	否
家庭遗传	父亲和／或母亲曾发生过骨折		
	父亲和／或母亲曾有过驼背		
个人情况	我的年龄超过 65 岁		
	我的体重过轻或者体重下降过快		
	我感到虚弱和不适		
	我在 50 岁以后发生过骨折		
	我的骨密度很低（SD<-2.5）		
	我戴假牙		
	我的肌肉力量很弱		
	虽然戴眼镜，但我还是看不清东西		
	我的指甲又脆又薄		
	我的皮肤明显老化，出现皱纹		
身体状况	我小时候很少做运动		
	我不做任何运动，也很少活动		
	我长期卧床或长期坐轮椅		
	我每天晒太阳的时间少于半个小时		
	我安静状态时的心率超过 80 次／分		
	我容易被绊倒或跌倒		
	我迅速站起来的时候容易感到头晕		
女性自测	我的月经初潮在 15 岁以后		
	我的月经很不规律		
	我在 45 岁以前停经		
	我很早就不得不做手术摘除卵巢		
	我是几个孩子的母亲		
	我曾用母乳喂养		
	我患有乳腺癌		

续表

		是	否
男性自测	我的睾丸素水平较低		
	我的睾丸功能减退		
	我患有前列腺癌		
营养摄入	我很少摄入牛奶、奶酪和其他乳制品		
	我对乳制品过敏		
	我很少吃新鲜的绿色蔬菜		
	我每天会吃很多道肉菜		
	我吃饭很咸		
	我经常吃快餐和包装食品		
	我经常吃糖，而且很喜欢吃糖		
生活方式	我习惯吸烟（每天一包及以上）		
	我曾过度吸烟		
	我每天喝咖啡超过两杯或喝茶超过四杯		
	我每天喝两罐以上可乐		
	我每天喝两瓶以上酒精饮料		
疾病	我患有甲状腺功能亢进症		
	我患有慢性肾病或慢性肝病		
	我患有炎症性肠病		
	我患有糖尿病		
	我经常有消化道问题（胀气、腹泻）		
	我晚上经常腿抽筋		
	我做过胃肠道手术		
药物	我曾服用泼尼松超过半年		
	我曾服用抗癫痫药物超过半年		
	我曾服用肝素或 Marcumar 超过半年		
	我正在服用镇静剂或精神类药物		

结果：如果您选择"是"超过 5 次，说明您有骨质疏松性骨折的风险，需要与医生共同商讨，制定长期的预防性方案，建议每年进行一次 DXA 骨密度检测。

背部训练的 10 条要求

这种简单有效的训练方法有助于预防和稳定脊柱问题，但前提是必须要仔细甄别和排除需要接受治疗的脊柱损伤，例如椎间盘突出、椎体骨折、骨转移、风湿性疾病和肌肉疾病等。

1.经常做体育运动，以多种方式锻炼和放松身体肌肉群（"业精于勤，而荒于嬉"）。

2.俯身时弯曲膝盖，背部挺直；在做背部负荷较重的动作之前（例如铲雪、换汽车轮胎、做园艺）先做一些适当的脊柱放松练习；调整工作环境中桌椅的高度，让背部感觉更舒适。

3.避免搬动重物。搬东西时将重力分散在两只手上，手臂贴近身体。

4.选择结实的鞋垫和鞋底较软的鞋子（比如气垫鞋），因为这些鞋子对脊柱和关节有减震作用；不要穿高跟鞋，以免造成腰椎前倾。

5.坐着的时候将背挺直，经常变换姿势，不要左右歪斜。选择让背部感到舒适的座椅。

6.游泳可以放松和加强背部肌肉，水中的浮力和背部伸展的姿势可以放松脊柱。

7.每天拉伸和锻炼身体肌肉，注意体态。

8.久坐后经常进行呼吸和放松练习。

9.仰卧和侧卧时要保持脊柱原有的生理形态，可以在腰下垫上枕头或者软垫；不要使用破旧的床垫，建议在比较硬的床架上准备柔软的床垫，使其贴合身体的各个部位。可以在睡觉前出门散散步，有助于放松肌肉、舒缓精神。

10.保持理想体重，过高的体重会给心脏、关节和椎间盘造成压力。